I0710828

Lifestyle:

Las 10 claves para bajar de peso.

Métodos para cambiar tu vida y lograr tu propia rutina sana ideal.

Andy Quintero

Lifestyle:

Las 10 claves para bajar de peso.

Métodos para cambiar tu vida y lograr tu propia rutina sana ideal.

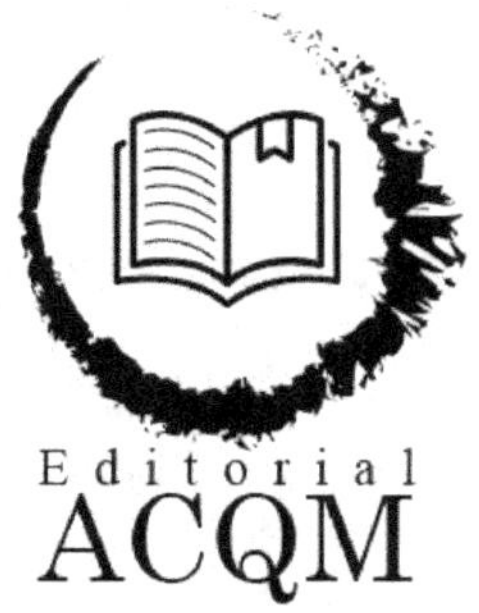

Editorial
ACQM

ACQM Editorial.
Primera edición, marzo de 2020.
De la presente edición, **ACQM**.
Corrección:
Pedro Guerrero
Portada:
Andy Quintero
Director:
Andy Quintero
Escritor:
Andy Quintero
ISBN: 9-798623-21891-9

La tinta utilizada no lleva cloro y el papel interior no lleva ácido. Ambos productos los suministra un proveedor certificado por el Consejo de la Administración Forestal (FSC, Forest Stewardship Council). El papel está fabricado con un 30% de residuos reciclados.

Índice

Capítulo 1: consumir menos calorías.

De seguro pensarás que para bajar de peso sólo hay que comer mucho menos, matándose de hambre esperando tener los resultados que deseabas en pocos días o semanas, nada más lejos de la realidad. Para empezar, los factores que determinan el poder bajar de peso y hacerlo de forma saludable son varios: edad, altura, genética, estilos de vida, sexo y salud en general.

Es importante saber la cantidad de calorías recomendadas para consumir en nuestro día a día tomando en cuenta estas características. Para los hombres la tasa de consumo general es de 2500 calorías, para las mujeres 2000 calorías, para los niños pequeños 1500 calorías, para los adolescentes que están en pleno desarrollo lo recomendable son unas 3200 calorías, esto dado que están en pleno crecimiento y necesitan bastante calorías y nutrientes para tener un pleno desarrollo. En el caso de la gente mayor, su estilo de vida ya no es tan activo y su cuerpo ya no puede procesar tan bien los alimentos. También se mueven mucho más lento debido al envejecimiento, por lo que su quema de calorías podría bajar drásticamente. Para las personas que ya han pasado de los 60 años, la ingesta recomendada de calorías es de 1500 aproximadamente. Aunque claro, cada persona es distinta, y los casos pueden variar según los factores ya mencionados.

¿Cómo puedo saber cuántas calorías consumo?

Medir las calorías que consumes puede hacer la gran diferencia entre lograr tu peso ideal y no lograrlo. La mayoría de los entrenadores profesionales lo hacen con sus respectivos clientes, obteniendo así los mejores resultados en los mejores tiempos dentro de una rutina controlada que no perjudique tu salud y te ayude a ver resultados. Entonces, te estarás preguntando: ¿Cómo puedes contar tus calorías? La verdad es que hay varios métodos, pero como nuestro presupuesto no da para tanto, optaremos por los más sencillos.

Primero que nada, para poder medir las calorías de los alimentos que consumimos en casa, son necesarios algunos instrumentos muy sencillos que seguramente ya tendrán a la mano. De no tenerlos, son muy económicos y comunes, así que no debería ser un problema conseguirlos.

Los instrumentos son:

- Una balanza digital pequeña.
- Una taza de medida, de entre 250 a 500ml.

Esos son los instrumentos ¿Ven a lo que me refiero con sencillos? La balanza nos ayudara a medir el peso de nuestros alimentos sólidos y granulados. La taza de medida es para medir los líquidos que consumimos que puedan tener un porcentaje de calorías como lo son: la leche, los jugos o los aceites. Gracias a medir los mililitros y gramos de lo que comemos podremos calcular las grasas y carbohidratos que consumimos con los diferentes alimentos en nuestro día a día, y el método es muy simple. Partiremos de un ejemplo: un simple tazón de avena con leche y plátano.

Los pasos son los siguientes:

1. Poner en la balanza la taza donde prepararemos nuestra avena, ponemos la cantidad de avena que queramos comer en el tazón y verificamos su peso. En nuestro caso colocamos 120gr, algo que equivale a 412 calorías. Esto según los valores nutricionales generales de la avena, que son 103 calorías por 30 gr de avena. Formula: (valor103/porción30*cantidad120=calorias412). Esta información por lo general viene al reverso de los empaques de nuestros productos, así que a menos que tú mismo cultives toda tu comida no debería ser problema dar con esta información. Si el caso es que si cultivas toda tu comida entonces puedes hallar los valores nutricionales también en línea, son igualmente confiables.

2. Ahora mediremos la leche. Pon la taza de medida en la balanza y vierte la leche que deseas consumir en tu plato de avena. en nuestro caso fueron 250ml, algo que equivale a 105 calorías. La leche tiene un valor nutricional de 42 calorías por cada 100ml. Formula: (valor42/porcion100*cantidad250=calorias105). Luego agrega la leche al plato de avena y continua con el siguiente paso.

3. Lo siguiente y último es el plátano. Los valores generales del plátano son de 122 calorías por cada 100 gramos, lo que serían unas 134 calorías para un plátano de tamaño promedio, lo que sería a su vez un plátano con un peso de 110 gramos aproximadamente. Agrega el plátano al tazón de

avena de la forma que prefieras, para nuestra preferencia fue cortado en rodajas. Mide el peso del plátano y realiza los cálculos correspondientes. En nuestro caso el mismo plátano una vez cortado y en el tazón peso 80gr, lo que serían unas 97.6 calorías por porción. Formula: (valor122/porcion100*cantidad80=calorias97.6)

4. Ahora sumamos los resultados y daremos con el total de calorías que nuestro plato aporta. En nuestro caso fueron 614 calorías por nuestra taza de avena y fruta con leche.

Una vez realizados estos simples pasos ya tenemos la cantidad de calorías que nuestro simple plato de avena nos está aportando. En base a estos cálculos podremos saber la cantidad aproximada de calorías que estaremos comiendo para nuestra dieta normal o rutina diaria. Repite este proceso con todas las comidas de tu rutina diaria y así podrás dar con el control de lo que consumes. El resultado se aplica igual a cualquier plato o alimento. Pesas de forma individual los ingredientes en una balanza digital, luego sacas el cálculo calórico en base a las especificaciones de dicho ingrediente o alimento, luego sumas el total de calorías que cada ingrediente te dio, y listo. De esa forma tendrás la cantidad aproximada de calorías de todas tus comidas.

En el caso de las personas que comen mucho afuera, me refiero, en restaurantes o algún puesto de comida, tendrán que saber estimar la cantidad de calorías consumidas en base a lo ya aprendido. Estos casos se dan mucho en personas con horarios apretados por estudio o trabajo, incluso ambos. Normalmente estas personas tienen muy poco tiempo para preparar sus propias comidas, y eso es perfectamente entendible.

Ahora que ya nos hacemos una idea de la cantidad de calorías que podemos consumir según nuestro cuerpo y edad, ahora es importante saber qué tanto podemos bajar nuestro consumo de calorías para obtener los resultados deseados. Para este punto, es importante saber que, si consumes 3000 calorías al día y quemas 3000 calorías ese mismo día, entonces sólo estarías manteniendo tu peso. En cambio, si consumes 3500 calorías al día y quemas 3000 calorías, estará subiendo 500 calorías por día, por lo tanto, estaríamos subiendo de peso. Lo ideal sería consumir menos calorías al día de lo que quemamos.

La dicha de la paciencia.

Algo muy a tomar en cuenta es que, si intentamos bajar de peso de forma rápida consumiendo 1000 calorías al día y quemando 3000, no necesariamente bajaremos más rápido de peso. Lo que pasará será que los primeros días sí bajaríamos más rápido de peso, pero luego de unas semanas tu cuerpo empezará a tomar varias adaptaciones y dejará de quemar tantas calorías, ya que se está acostumbrando a tu ritmo de vida más lento y de menor consumo. Eso sin tomar en cuenta que quemar calorías con una ingesta tan pobre de nutrientes es prácticamente imposible, no te darían las fuerzas para moverte como normalmente lo harías. Eso es importante recordarlo.

Hay personas que en su afán de obtener resultados rápidos se someten a dietas extremas y poco saludables. Esto claro es lo peor que se puede hacer, y ahora te explicaremos el porqué.

Para empezar, si pretendes tener una dieta de 800 a 1000 calorías por día para poder bajar de peso rápidamente te recomendamos que sea lo último que se te pueda ocurrir. Durante el proceso perderás masa muscular la cual es esencial para mantener un cuerpo sano y quemar calorías de forma pasiva. Así es como funciona, mientras más músculo tengamos más grasa consume el cuerpo durante nuestro día a día para poder mantenerlo. Por eso podemos ver algunos atletas comer grandes cantidades de comida y no subir de peso, su fuerte rutina diaria de ejercicios mantiene sus músculos fuertes y grandes, cosa que requiere una gran cantidad de energía para poder mantener. En esencia esas son las calorías, la energía que permite a nuestro cuerpo crecer y mantenerse.

Al consumir mucho menos calorías de forma indiscriminada estas dañando tu cuerpo, eso sin decir que podrías arruinar seriamente tu metabolismo y poner en riesgo tu salud, llegando al punto del colapso y posteriormente la muerte en el peor de los casos.

Casos como estos ya se han visto y registrado en atletas que no supieron ser consientes y se terminaron entrenando por su cuenta. Someten su cuerpo a rutinas de ejercicio largas y duras sin una adecuada alimentación, llevándolos eventualmente al colapso, o en el peor de los casos el descenso vital.

Todo esto solo para bajar un poco más de grasa y así obtener alguna ventaja en términos de peso en sus respectivas áreas deportivas. De esto hablaremos más adelante.

¿Cuántas calorías estoy quemando?

Durante nuestra rutina diaria realizamos actividades cotidianas que nos exigen en mayor o menor medida disponer de un esfuerzo, y para esto por supuesto quemamos calorías. Para tener un mejor entendimiento de los diferentes tipos de actividades cotidianas que nos ayuden a quemar calorías pondremos algunos ejemplos a continuación.

Hay que tomar en cuenta que estas actividades están siendo consideradas en un tiempo de realización de media hora:

- Trabajar en la computadora: 50 calorías.
- Levantamiento de pesas: 90 calorías.
- Ejercicios aeróbicos debajo del agua: 120 calorías.
- Caminar a una velocidad de 7 kilómetros por hora: 150 calorías.
- Nadar: 180 calorías.
- Correr a 10 kilómetros por hora: 300 calorías.
- Dormir: 19 calorías.

Ya que sabemos algo sobre cuanta energía podemos consumir en un día, es preferible calcular nosotros mismos la cantidad de calorías que quemamos en nuestra rutina diaria especifica. Para esto debes anotar tus actividades diarias y luego consultar en línea cuanto queman estas actividades. es algo realmente fácil. Sí sigues una rutina especifica cada día no es algo que tendrás que hacer todos los días, con solo hacerlo una vez por rutina bastara. Aunque claro, si cambias de rutina de forma drástica tendrás que hacer los cálculos cada vez que lo hagas.

Con todo esto que hemos aprendido, creo que ya se puede decir que hemos desmentido el mito de que hay que matarse de hambre para obtener ese cuerpo que todos deseamos. Estar en forma es una meta que todos en algún punto nos hemos planteado. Lo más importante es informarse bien a la hora de buscar una rutina que se adapte a nuestras necesidades y nos beneficie a la hora de bajar de peso para poder lograr nuestras metas.

Intente no tomar dietas muy agresivas para obtener resultados muy rápidos. Lo mejor es tomar las rutinas con calma y poco a poco, acostumbrándose al tipo de rutina que mejor se nos adapte.

Lo ideal es mantener un déficit de consumo de entre 300 y 500 calorías al día por debajo de las calorías que quemas en tu rutina diaria. Algo muy importante es no consumir estas calorías en comida chatarra, es decir, postres, hamburguesas y otras variaciones de comida altas en azúcar y grasas saturadas. Tener una dieta balanceada a base de proteínas, grasas buenas y carbohidratos es la mejor opción a la hora de bajar de peso y mejorar nuestra salud.

Capítulo 2: descansar mejor.

Como muchas personas, de seguro pensarás que al dormir no quemamos calorías, pues eso no es del todo cierto. Se estima que el cuerpo quema de 0,9 a una 1,02 caloría por kilo de nuestro cuerpo por cada hora de descanso. Así que multiplica el peso de tu cuerpo por las horas de descanso que sueles tener y obtendrás la cantidad de calorías que quemas cada noche al dormir. Esto por supuesto tomando en cuenta el cuerpo de cada persona. Para una persona promedio de unos 70 kl lo normal es quemar de 400 a 600 calorías la noche, aproximadamente.

También hay que estar consciente de que el descanso es lo que nos permite recobrar nuestras energías. Todo el trabajo o el ejercicio que realizamos durante nuestro día y toda esa energía que gastamos en el proceso la recuperamos al dormir. Por lo tanto, si queremos tener un mejor rendimiento nuestra rutina diaria, lo mejor es tener un buen descanso para recobrar nuestras energías y así tener un día siguiente mucho más activo. Esto claro está, ayuda mucho a acelerar el metabolismo, cosa que nos ayuda a bajar de peso. Tener un día activo siempre en movimiento ayuda a quemar muchas más calorías y tener un promedio de vida más sano y longevo.

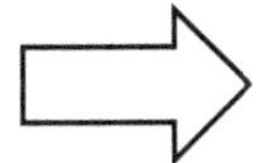

¿Cuánto tiempo se recomienda descansar?

Las horas de sueño recomendable van de 7 a 9 horas para un adulto promedio. En el caso de tener días muy agitados, tanto por trabajo o estudio, o alguna rutina de ejercicios que estás practicando o asunto personal distintivo, lo recomendables son de 8 a 9 horas. Mientras más duro sea el día, más horas de descanso se necesitan. De no descansar bien, el cuerpo podría verse afectado, teniendo un ritmo mucho más lento y débil. Así cuando les digan que duermen demasiado sólo digan qué su duro día a día se los exige. Esto claro sin abusar, ya que el tiempo máximo de sueño recomendado es de 10 a 11 horas para un adulto promedio, esto solo en casos donde el cuerpo sufre un gran desgaste debido a alguna actividad de alto rendimiento.

Un panel de expertos de la Nacional Sleep Foundation, un instituto de investigación estadounidense sin fines de lucro dedicada a mejorar la salud pública con sede en Arlington, Virginia, publico recomendaciones generales en función de cada edad.

Los consejos dados por estos expertos en la materia son los siguientes:

- **Recién nacidos (0-3 meses):** lo ideal es que duerman bien entre 14 a 17 horas al día, aunque también podrían hacerlo de 11 a 13 horas al día. No es recomendable dejarlos dormir más de 18 horas.

- **Bebes (4-12 meses):** lo recomendable es dormir de 12 a 15 horas al día. También es aceptable que duerman de 11 a 13, pero nunca más de 16 a 18 horas.

- **Niños pequeños (1-2 años):** se recomienda dormir unas 9 horas al día para un buen desarrollo, pero no más de 15 a 16 horas. Lo que se aconseja es que duerman de 11 a 14 horas.

- **Niños en edad preescolar (3-5 años):** entre 10 a 13 horas al día. Los expertos consideran que menos de 7 horas y más de 12 no sería aconsejable.

- **Niños en edad escolar (6-13 años):** lo recomendable seria dormir de 9 a 11 horas al día.

- **Adolescentes (14-17 años):** de 8 a 9 horas será suficiente.

- **Adultos jóvenes (18-25 años):** entre 7 y 8 horas al día, y no menos de 6 ni más de 10 o 11.

- **Adultos (26-64 años):** lo ideal es dormir de entre 7 a 9 horas al día, aunque no siempre se logra debido a ese apretado ritmo de vida que todos ya habíamos mencionado.

- **Adultos mayores (65 años en adelante):** lo saludable es descansar entre 7 y 8 horas al día.

Estos son los datos que tenemos que saber para deducir nuestras horas de sueño comunes. Esta información fue recolectada y anunciada por expertos en la materia del buen descanso. Aunque sirven como referencia, queremos recordar que cada persona es diferente, y si tú crees poder dormir más o menos que lo que indica tu edad entonces eso está bien. Lo importante es siempre tener la certeza de que descansaste bien, y eso solo te lo puedes decir tú mismo

Los enemigos del buen descanso.

Ante todo, es importante saber que hay factores que van más allá de nuestro trabajo y estudio que pueden afectar nuestro sueño, interfiriendo así con nuestro ritmo circadiano, cosa que es fatal, ya que se sufre el riesgo de perder total control sobre nuestras horas de sueño, causando insomnio y otros problemas similares. Te preguntaras: ¿Qué son los ritmos circadianos? Para quienes no lo saben: los ritmos circadianos son cambios físicos, mentales y conceptuales que siguen un ciclo diario, y que responden principalmente a la luz y a la oscuridad en el ambiente de un organismo. Dormir por la noche y estar despiertos por el día es un ejemplo de un ritmo circadiano. Dicho de forma más simple: es el reloj interno que nos dice cuando dormir y cuando estar despiertos.

Te estarás preguntando ¿Y para que nos sirve esta información? ¿no vine aquí a saber cómo estar en forma y mantener mi peso bajo? Y si, a eso venimos todos, pero el descanso forma una parte fundamental en la quema de calorías, y de no hacerlo bien tus resultados podrían verse afectados, Tanto en tu meta de pérdida de peso como en tus actividades diarias comunes, como trabajar, estudiar o divertirte. Un mal ciclo de sueño puede alentar el metabolismo y deteriorar nuestro estado físico y mental. Por eso es muy importante saber las bases de un buen descanso. ¿Y qué pasa en casos donde el trabajo y el estudio no me dejan dormir más de 5 horas al día? En estos casos lo mejor es usar suplementos, preferiblemente naturales. Tales como: melatonina, zmb y triptófano. Estos tienen como objetivo relajarte y darte un sueño más profundo y relajado en menos tiempo. Muchos atletas los usan, y son completamente seguros. Te permiten descansar mucho mejor en menos tiempo. Dan como resultado sueños reparadores que te permiten dar lo mejor de ti al día siguiente, aliviando dolores y mitigando los efectos negativos del estrés.

También hay alimentos o hábitos que pueden interrumpir nuestro ciclo de sueño y causar trastornos en nuestro reloj interno. No son realmente peligrosos para nuestra salud a menos que se lleven al extremo, cosa que solo pasaría si lo hicieras a propósito, pero si pueden afectar de forma muy negativa nuestro descanso. Algunos de estos factores negativos son:

- Consumo en exceso de café durante el día o antes de ir a dormir.
- Consumo excesivo de bebidas energéticas.
- Los padecimientos intestinales.
- Acostarse demasiado tarde o en horas indeterminadas.
- Trabajo mental en exceso durante el día.
- Habitación con exceso de luz y/o ruido.
- Padecimiento de mal funcionamiento del hígado.
- El uso excesivo de aparatos electrónicos.

Estos serían solo algunos de los factores que te impedirían tener un buen descanso, pero cada persona es distinta y tiene sus propias maneras de dormir bien. Yo por ejemplo (el autor) me cuesta dormir si todo no está en absoluto silencio y con las luces totalmente apagadas. Eso a diferencia de mi hermana, que solo puede dormir si tiene el tv encendido. Así sucesivamente cada persona tendrá su propia rutina específica para tener un buen descanso.

Es bien sabido que el sueño produce cambios importantes en el apetito. Durante el descanso se ejercen diversos procesos que facilitan la digestión y favorecen la capacidad de asimilar mejor los alimentos. Además, es durante este proceso que también se segrega una hormona llamada leptina, la cual ayuda a inhibir el apetito mientras se descansa. Es por esto que las personas que descansan muy poco son propensas a la obesidad. Puede alterar también el comportamiento, llevando a conductas irritables y poco manejables, cosa que puede dificultar bastante el concentrarse en mantener una dieta. Todos sabemos que el estrés puede afectar de forma muy negativa a la hora de tomar decisiones. Si lo que se quiere es cambiar la rutina de vida a una más sana, entonces esto podría presentar una gran dificultad a la hora de mantenerse firme con los horarios entre comidas.

Mas de uno recurre a los dulces o la comida rápida en vista de altos niveles de estrés y ansiedad, siendo esta ultima la peor de todas. Creemos que esto nos ayudara a calmar los nervios y a alivia la tensión, pero no, a la larga esta es de las peores decisiones. Se ha logrado relacionar la obesidad con un aumento gradual a las situaciones que pueden poner en tensión al cuerpo. Esto quiere decir que las personas con obesidad son menos hábiles manejando situaciones de gran tensión física o mental. Esto es así porque mientras más grasa tenga el cuerpo mayor será el desorden hormonal. Esto es principalmente por la dopamina, hormona que se segrega en momentos de placer y nos ayuda tener una recompensa a la hora de realizar ciertas acciones que puedan ayudarnos a sentirnos mejor. Esta hormona cumple un papel muy importante a la hora de sentir felicidad. Gracias a ella podemos sentirnos bien luego de realizar algunas acciones, como lo son comer, hacer ejercicio, tener sexo, o terminar algún proyecto especial en el cual estuviéramos trabajando, pero cuando se sufre de obesidad lo más seguro es que se tenga un desorden en la segregación de dicha hormona, incitándote a comer más y más solo para poder sentiente mejor sin medir bien las consecuencias. Este desorden no solo se aplica a la comida, también se pueden ver casos de personas que repiten algunas de las acciones ya mencionadas con excesiva frecuencia de forma inconsciente, solo para liberar dicha hormona y así sentir un sentimiento de felicidad vacía que los hace sentir bien de momentos, pero no hablaremos de la felicidad artificial, eso queda para otro libro.

Los beneficios del buen descanso.

Entonces queda claro que el sueño puede ser nuestro mejor amigo a la hora de poner en orden nuestro cuerpo, tanto a nivel hormonal, mental, muscular y psicológico. Ya es un hecho irrefutable que sin un buen descanso nuestras posibilidades de llevar una vida sana son prácticamente nulas.

Aclarado el punto anterior, mostraremos a continuación algunos de los muchos beneficios a la hora de descansar adecuadamente:

- **Regeneración muscular, celular y neuronal:** dormir favorece el desarrollo de los músculos que nos permiten movernos adecuadamente para cumplir las funciones necesarias en nuestro día a día. Además, también está demostrado que puede ayudar a la salud de nuestra piel y en cómo se ve a simple vista. El mejor amigo de la piel no es el maquillaje, es el buen dormir. Ayuda a la salud del cabello, favoreciendo a su crecimiento y dureza. También se regeneran las células neuronales, creando nuevas conexiones y favoreciendo al aprendizaje de todo lo aprendido durante el día. Eso suponiendo que se aprendió algo claro. Te hablo a ti estudiante de mal promedio académico, ponte a estudiar…

- **Ayuda a perder peso:** un buen descanso ayuda a liberar leptina. Como ya habíamos mencionado antes, esta hormona ayuda a prevenir el apetito y mantener un peso estable. También ayuda a prevenir la obesidad severa y la diabetes. Además de que se previene la liberación de ghrelina, hormona que induce el apetito y vuelve propensa a las personas a comer mucho más de lo que necesitan.

- **Ayuda a tener creatividad:** algo que todo ser vivo necesita es estar siempre activo. La imaginación es un símbolo claro de inteligencia y potencial mental. El sueño, al mejorar las conexiones neuronales ayuda mucho al desarrollo de la imaginación. Se puede decir que la imaginación es eso, un resultado mejor y más rápido en la asociación de ideas que nuestro cerebro produce con los agentes externos en relación a nuestros objetivos e intereses.

- **Ayuda a reducir el estrés, y la ansiedad:** cuando dormimos el cuerpo se relaja y eso facilita la liberación de melanina y serotonina. Estas hormonas contrarrestan los efectos del estrés y el cansancio, reduciendo los efectos del desgaste, volviéndonos más fuertes durante el proceso, reparando o reemplazando las células dañadas y desgastadas.

El descanso es quizás la acción más importante sobre el desarrollo de nuestro cuerpo a nivel general. Sin un buen ciclo de este todos los demás procesos de nuestro cuerpo dejan de funcionar correctamente. Es también el principal factor a la hora de fortalecernos física y mentalmente, siendo este el que nos permite recobrar nuestras fuerzas y fortaleces los tejidos en el proceso. Ahora que sabemos los beneficios y los factores negativos que pueden causar un mal descanso, y su impacto negativo en nuestro cuerpo y nuestra meta de bajar de peso, entonces podremos **CAMINAR** hasta nuestro siguiente capítulo.

Capítulo 3: caminar, simple y funcional.

Si está en silla de ruedas por favor omita este capítulo y pase al siguiente.

L as piernas son nuestras amigas. Nos permiten desplazarnos y quemar calorías como ninguna otra parte del cuerpo, qué es para lo que vinimos a leer este libro. Caminar o no caminar puede hacer la gran diferencia entre perder peso o no perderlo. Además de ser un método infaltable a la hora de mejorar nuestra salud, capacidad cardiovascular y aumentar el metabolismo, eso sin contar la gran tonificación y figura que nos puede llegar a brindar.

Para hacerse una idea, más del 15% de las calorías qué quemamos en nuestro día a día es caminando. El entrenamiento con pesas sólo va de un 5 a máximo 10%, mientras que caminar o trotar se puede llegar a mucho más de eso, obteniendo mejores resultados a la hora de bajar de peso. Por eso los profesionales siempre recomiendan salir a caminar. No importa si al parque o a la tienda, lo importante es mantenerse activo y mantener las piernas siempre en movimiento.

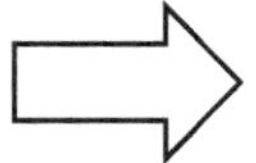

¿Qué rutinas puedo tomar?

Una excelente idea es salir a caminar con amigos o familia, o incluso sacando a pasear al perro. Establecer una rutina de 4 días a la semana es lo que se ha demostrado qué puede arrojar mejores resultados, además de demostrar qué puede llegar a ser una rutina bastante divertida cuando se hace en compañía. Hacer caminatas, maratones, o simplemente salir a trotar con un amigo puede ser de las mejores opciones que podemos tomar en nuestras vidas, ya que te ayuda a quemar calorías, acelerar el metabolismo, y dar una mejor tonificación y forma a nuestras piernas. También puede ser bueno a la hora de querer relacionarse y conocer nuevas personas.

Sólo caminando una hora puedes quemar hasta 150 calorías. Acelerando el paso y trotando un poco más rápido esta cifra se duplica, llegando a quemar hasta casi 300 calorías en una hora. Esto claro varía según cada persona, según su peso y proporciones. Alguien pesado puede quemar muchas más calorías que alguien más liviano. Los profesionales recomiendan correr unos 30 minutos al día para así obtener los mejores resultados en un mejor tiempo. Con 4 o 3 días de cardio a la semana bastará para obtener los resultados.

Calentar y hacer estiramientos es muy importante a la hora de empezar tu rutina. Esto proporciona una mayor elasticidad al cuerpo para poder moverse mejor. También ayuda al resto del cuerpo en general. Hacer estiramientos de forma adecuada puede evitar lesiones provocadas por un mal movimientos. Esto incluso puede pasar caminando, aunque es bastante poco frecuente en personas jóvenes y sin mucho sobrepeso. Para los principiantes es mejor tomarlo con calma. El primer día de calentamiento puede empezar como una simple caminata alrededor del parque con pequeños ejercicios de respiración, alternando entre caminatas lentas y rápidas. Puedes trotar un poco hasta que sientas el calor de la situación. Entrena de esta forma los primeros días, luego puedes empezar a trotar de forma más frecuente entre descansos. Siga este método hasta que su condición física haiga mejorado lo suficiente como para trotar de forma más prolongada durante toda la sesión diaria.

Los ejercicios de respiración también son importantes. Permiten enviar más oxígeno a los pulmones y estos alimentaran los músculos de todo el cuerpo para quemar más energía. Se empieza con una respiración lenta inhalando aire por la nariz y exhalando por la boca. Repita este proceso de forma previa a su sesión de cardio. Este ejercicio tan simple puede ayudar a llenar el cuerpo más rápido de oxígeno, además de evitar ese dolor tan fuerte que a veces nos da por respirar mal en momentos de gran tensión física. Contraer el abdomen también es bueno a la hora de realizarlo. Al contraerlo cuando exhalamos y relajarlo cuando inhalamos es de los mejores métodos que hay a la hora de respirar. Esto entrena el propio abdomen manteniéndolo más firme y fuerte. De hacerlo bien incluso contaría como hacer flexiones sin mucho peso. El método adecuado sería hacerlo de forma lenta y controlada. Sabrán si lo hacen bien porque les dolerá el abdomen al día siguiente, y esto es bueno porque significa que las fibras se están reforzando y tensando.

Siguiendo todos estos pasos en tu rutina diaria esta asegurado que tendrás una mejor condición física y una pérdida de grasa asegurada, esto claro durmiendo bien y comiendo sanamente, eso nunca hay que olvidarlo.

Resultados positivos de la caminata.

Suelo pensar que caminar o trotar están asociados siempre con un estilo de vida no solo más sana, sino también con una vida más feliz. Los beneficios de estas actividades son tantos que a veces me impresionan sin mucho esfuerzo. Desde poner en forma nuestro corazón hasta prevenir el cáncer de mamas, los resultados de los ejercicios de cardio son tan buenos que ni siquiera tienen punto negativo como tal. Todo lo que se haga entre caminar, trotar o correr fortalece el cuerpo en todo sentido.

Numerarlos todos es fácil en realidad, pero es bastante extenso. Podremos los que a nuestro parecer son los mejores. Algunos de estos grandiosos beneficios son:

- **Ayuda a perder peso:** la vieja confiable. Ya hablamos de esto, de los tiempos y de los métodos. Nada mejor para perder peso que los ejercicios de cardio.

- **Mejora tu vida sexual:** el sexo y el ejercicio van de la mano. En un estudio de mujeres y hombres de entre 30 y 55 años de edad, se demostró que aquellos que se ejercitaban más reportaron no solo más deseo sexual, sino también más satisfacción al ejercer el acto.

- **Favorece los niveles de colesterol:** hacer cardio de forma regular ayuda a reducir el colesterol LDL, al ayudarte a bajar de peso y reducir el estrés.

- **Disminuye el riesgo de ser hipertenso:** en pacientes con hipertensión reduce los valores de la presión arterial. Aunque se recomienda caminar más que todo en estos casos, deja el trote a lo mínimo.

- **Previene la diabetes:** realizar estos ejercicios queman la azúcar en la sangre. Esto mantiene los niveles de azúcar estables y así se logra prevenir la diabetes. Realizarlos de forma regular es recomendable para las personas con familias propensas a esta enfermedad.

- **Aumenta los niveles de vitamina D:** caminar a la luz del día incrementa los niveles de vitamina D del cuerpo. La vitamina D es un nutriente difícil de obtener del consumo de los alimentos, pero se puede obtener en buena medida de la exposición a la luz solar. La vitamina D es importante para el sistema inmunológico y la salud de nuestros huesos. Es importante protegerse de los rayos solares, pero los expertos aconsejan exponer la piel a estos con frecuencia, pero sin quemarse. Esto ayuda a producir suficiente de esta vitamina.

- **Tonifica piernas, glúteos y abdominales:** realizar caminatas con regularidad también puede fortalecer y dar forma a las piernas, dándoles definición a las pantorrillas, cuádriceps, isquiotibiales y levantamiento de los glúteos. Si presta atención y mantiene una postura recta y mantiene un buen ritmo también puede ejercitar el abdomen y tonificarlo, además de reducir gradualmente la cintura.

- **Ayuda a combatir el cáncer de mama:** en realidad ayuda a combatir varios tipos de cáncer, pero queremos centrarnos en el de mamas por sus notables beneficios a la hora de combatir la enfermedad. Para empezar, las mujeres que caminan regularmente después de ser diagnosticadas con cáncer de mama tienen un 45% más de probabilidad de sobrevivir que aquellas que se mantienen inactivas físicamente. De acuerdo a un estudio realizado por investigadores expertos de la universidad de yale, encontraron que aquellas que realizaban ejercicios un año antes de ser diagnosticadas tenían un 30% de probabilidades de sobrevivir.

Y así la lista podría seguir, llenando 3 páginas más de contenido con todo lo que una buena caminata diaria puede aportar a nuestro cuerpo. Es así de simple. Caminar nos hará vivir más y de mejor forma. Sin fórmula secreta ni jugos mágicos. Simple caminata y cardio es todo lo que se necesita para un mejor estilo de vida.

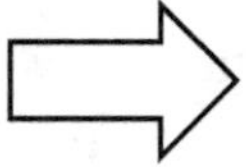

Resultados negativos de no caminar.

Con tantas cosas buenas lo único lógico sería decir que lo negativo de no caminar es precisamente eso: no caminar. Aumento de probabilidades de varios tipos de cáncer y aumento de azúcar en la sangre son algunos de los muchos factores que podrían poner en riesgo nuestras vidas a corto o largo plazo. Para identificar los aspectos negativos de mantener una vida inactiva, sin ejercicio y en constante estado de procrastinación de las actividades físicas comunes, como lo es estar sentado todo el día sin hacer nada, bastaría solo ver los beneficios y empezar a notar que al no salir a trotar o caminar estas dejando de tenerlos. Con esto nos vamos haciendo una idea de lo perjudicial que es para la salud no salir a caminar.

Capítulo 4: evitar los atajos.

Los "atajos" son acciones que tomamos para evitar hacer un esfuerzo necesario o útil. Otro termino más apropiado seria "procrastinar" concepto usado para referirse al hábito de retrasar actividades o situaciones que deben afrontarse y entenderse, cambiándolas por otras menos relevantes y más agradables por miedo a realizarlas o por simple pereza.

Una buena forma de evitar estos atajos es tomar decisiones que dificulten un poco las actividades diarias, con el objetivo de entrenar tu cuerpo y obtener un mayor gasto calórico. Usar el auto en todo momento o evitar las escaleras prefiriendo siempre los ascensores son un ejemplo perfecto de procrastinar. Acciones que tomamos solo para evitar molestias o esforzarnos demás. Comprar comida rápida solo por la molestia de prepararla uno mismo también es un ejemplo de procrastinación. Si entendimos bien el capítulo 1, entonces sabemos lo malo que puede llegar a ser esto para nuestros objetivos.

Algunas de las acciones que podemos tomar para mantenernos más activos y sin tomar atajos son las siguientes:

- **Usar la bicicleta:** si ya tienes una o tienes ganas de comprarla, hazlo, una bicicleta puede ser nuestra mejor amiga. Úsala para ir a lugares de una distancia media, de 3 a 7 kilómetros para ir empezando. El trayecto será mucho más divertido y tiene una gran cantidad de ventajas en cuanto a salud. Es mejor que usar el metro y se disfruta de una mayor libertad en cuando a donde quieras ir. Una persona promedio llega a quemar hasta 7 calorías por minuto usando este medio de transporte tan útil y practico. Llegando incluso a quemar 200 calorías en media hora, aproximadamente.

- **Caminar a la tienda o al trabajo:** esto también puede aplicar a la hora de visitar a un amigo o familiar que este relativamente cerca de tu domicilio. Evita siempre que puedas usar el auto. Esto además de llenar eventualmente tus bolsillos también ayuda a acelerar el metabolismo y mantenerse más activo con solo un simple paso: dejar de usar el automóvil sin necesidad.

- **Preparar tus propias comidas:** sabemos que a menos que te guste el arte de la cocina puede ser una molestia, pero uno de los mejores métodos para mantenerse activo y mantener controlado nuestro peso a través del cálculo de las calorías, es hacer nosotros mismos nuestra comida. Algo que por supuesto también podemos hacer en compañía. Así evitamos los alimentos ultra procesados y las comidas rápidas chatarra que tanto daño nos pueden llegar a hacer si las convertimos en nuestra comida diaria.

- **Tener una rutina de sueño fija:** como vimos en el capítulo 2, tener una buena rutina de sueño es casi una obligación, por no decir completamente que lo es. Una buena forma de evitar la inactividad es proponerse la meta de levantarse y acostarse todos los días a una misma hora. Mientras más temprano nos levantemos más aprovechamos el día y más actividad tenemos.

- **Subir escaleras:** siempre que puedas evitar usar los ascensores hazlo. Subir escaleras es como la versión premium de caminar, con todo y sus costos y beneficios adicionales. En primeras puede parecer algo fuerte, pero luego de unos días subiendo al piso de tu apartamento o de tu empleo notaras como la fuerza de tus piernas aumenta, tomando también mejor forma y firmeza. Realizar este ejercicio todos los días o 6 días a la semana puede quemar hasta 300 calorías diarias.

Por supuesto no hace falta realizar todas estas actividades al mismo tiempo, mientras más aplique mejor, pero estamos conscientes de que para los que nunca han practicado una actividad física medianamente fuerte esto puede ser difícil. Aplicar solo una bastara para ir cambiando los viejos hábitos que podamos tener, y que son necesarios cambiar para poder lograr nuestra meta de una vida más sana. De estos cambios hablaremos en título siguiente.

El statu quo.

A la hora de empezar una dieta o rutina de ejercicios es normal que las ganas de esforzarnos estén por el suelo, no hay que preocuparse por esto. Es totalmente normal que nos cueste cambiar las rutinas. No hay que sentirse mal por ver que nos cuesta un poco más que a las demás personas que si les gusta realmente desde el principio llevar una vida más saludable. Los humanos somos seres de hábitos. Una vez que nos adaptamos a una rutina con la que nos sentimos cómodos es difícil querer salir de ella, aun sabiendo que hay muchas mejoras. Esto es parte de la mala creencia: "estamos donde debemos estar", pues esto no es del todo cierto. Si eres una persona afortunada posiblemente sientas que estas en el mejor lugar que puedas estar, y por muy bueno que esto parezca, es un error. Si eres una persona no tan afortunada y con ganas de buscar una mejor vida, entonces posiblemente entenderías mejor como esta creencia compartida por muchos está mal. La vida es una lucha constante de superación consciente o inconsciente. Siempre es bueno esforzarse un poco más con el mérito de lograr nuestros objetivos y "siempre buscar algo mejor de nosotros mismos", ya que esa es la verdadera ideología que todo buen ser humano debería seguir para siempre buscar tener una mejor vida.

Rompiendo el statu quo.

Lo primero para cambiar de rutina de vida es empezar con calma y no ser muy ambicioso. Rutinas simples y de pequeños cambios son más que suficientes para poder ir cambiando de mentalidad. Si eres una persona que nunca se ha preocupado por hacer ejercicios o comer más fruta que dulces entonces no podrás cambiar tu mentalidad de un día al otro. Por ejemplo: si tienes una rutina diaria en donde luego de salir del trabajo te pasas todos los días por una tienda de helados para calmar el estrés que tanto trabajo te ha causado, entonces es bastante probable que te sea muy difícil dejar de hacerlo de golpe. ¿Pero y si en cambio lo haces progresivamente? Prueba comer solo helado en días pares de la semana, y frutas o alguna ensalada los días impares.

Esto es una práctica que yo mismo (el autor) aplique a la hora de cambiar mi mentalidad, y me funciono muy bien. Por si te lo preguntas, en el pasado nunca fui una persona delgada o en forma realmente, mis hábitos alimenticios en mi época de adolescente eran realmente malos, llegando a tomar una botella entera de Coca-Cola en una sola noche, y no digo que fuera la única de todo el día. Eso solo por dar un ejemplo. Tenía muchos malos hábitos, como cenar más de una vez o comer dulces como si de un acto de necesidad se tratara. A mis 16 años era un joven con 109kl de peso. Con un índice de grasa muy cercano a 40%, logre cambiar mi forma de vida aplicando pequeños cambios, que poco a poco se fueron convirtiendo en mi total rutina diaria. Llego al punto de no ser algo que hacía por obligación o sugerencia de un médico o familiar, sino algo que yo mismo estaba empezando a disfrutar. Aplicando casi todos los métodos que pude aprender y que ahora estoy compartiendo en este libro, pude llegar a mi peso ideal de 78kl en solo poco más de 7 meses. Para cuando tenía 17 ya me sentía mucho mejor conmigo mismo, feliz de haber logrado algo que solo creía lograr matándome de hambre o siento algún tipo de atleta, cosa que es falso. Yo no escribo este libro de la nada, y tampoco soy una persona que desconoce las preocupaciones de aquellos que siempre han tenido problemas de peso o condición física. Se bien de esas cosas, las viví de primera mano. Les puedo decir que siempre que se tenga un deseo sincero y humilde de parte de nosotros mismos por mejorar entonces siempre habrá un mañana con un nuevo tipo de futuro por probar.

No te preocupes si sientes que no estas hecho para esto, tienes que saber que todos podemos, que nadie te diga lo contrario. Aplica pequeños cambios hasta que te sientas a gusto con ellos. Tomate tu tiempo y reflexiona todos los días cuál es tu objetivo y lo que quieres lograr. De esta forma, más temprano que tarde terminarás dando un giro a tu vida de 360°. Te hará sentir que puedes lograr lo que sea que te propongas.

Capítulo 5: vida liquida, las maravillas del agua.

No es difícil explicar la importancia de beber agua. Todos los que alguna vez llegamos a sentir sed, y lo horrible que se siente, saben de la importancia de estar bien hidratado. El agua es literalmente vida liquida, tal y como lo dice el capítulo. Los beneficios que aporta van de la mano con una sensación de frescura que solo un vaso de agua en un día caluroso puede aportar. Es una de esas cosas que podemos consumir sin ningún efecto secundario más allá de llevarte más seguido al baño. Aunque si te tomas 3 litros en media hora es casi seguro que tendrás que ir al hospital de forma inmediata.

El agua potable es quizás el insumo más saludable del plantea, pero sigue estando en la lista de cosas que pueden lastimarte o incluso matarte si se te va la mano en un día de locura e inmadurez. Esta justo al lado de la lista de cosas sanas y necesarias para vivir que consumidas en exceso pueden hacerte daño igual. Tales como el oxígeno, la luz solar, comer hasta reventar (literalmente) o hacer ejercicio por 10 horas seguidas hasta morir del cansancio. De este último se registró un caso en el año 2015. Con esto queremos dar a en entender que todo en exceso es malo. No importa que sea el líquido más saludable del planeta como lo es el agua. Cualquier cosa que se consuma o ejerza sin medir tiempos ni cantidades puede ser peligroso para la salud.

La ración recomendada a tomar por día es de 8 vasos de agua distribuidos entre comidas y raciones extra, como lo sería la merienda o algún otro bocadillo entre comidas. También se pueden tomar jugos y otras bebidas nutritivas en reemplazo de algunos de los 8 vasos de agua ya mencionados. Puedes tomar 5 de agua y 3 de jugos, por dar un ejemplo.

Su efecto sobre la pérdida de peso debe ser bien explicado, ya que existe la creencia de que beber mucha agua puede hacer a las personas subir mucho de peso, y esto no es cierto, no del todo. Empezaremos explicando los efectos del agua sobre el cuerpo, y sus posibles mitos a la hora de bajar de peso.

¿El cuerpo retiene agua que nos hace subir de peso?

Siendo breve, sí. El cuerpo humano retiene una cierta cantidad de agua por motivos de conservación, pero esto es bueno. Ese kilo extra es solo líquido, y puede perderse o ganarse con facilidad. Los atletas se someten a entrenamientos de intensidad con trajes para sudar y así perder poco más de ese kilo adicional para tener una ventaja a la hora de competir en algún deporte donde el peso influya (aunque como todos lo hacen la ventaja se pierde realmente, todo hay que decirlo). Este mismo kilo aproximado se recupera con solo beber agua de forma ordinaria ese mismo día, y esto es bueno. Ese porcentaje de agua que tu cuerpo retiene tiene varios beneficios a la hora de mantenerte saludable y mantener un peso sano. Por ejemplo: beber medio litro de agua, que vendrían siendo 17 onzas, agiliza el metabolismo en 30% a solo 10 minutos de haber ingerido el líquido. Cosa que ayuda bastante a quemar calorías de forma pasiva. El efecto máximo se alcanza entre 30 y 40 minutos después de la ingesta y permanece por más de una hora. En conclusión: ese kilo de líquido adicional que tu cuerpo conserva no es un problema a la hora de mantener o bajar a tu peso ideal, sino todo lo contrario. Ayuda a una serie de procesos que agilizan la quema de calorías y ayudan a depurar el sistema de toda clase de impurezas.

También tiene un efecto en la asimilación de los nutrientes, mediante el proceso conocido como: termogénesis. Este es un proceso que aumenta el gasto de energía mediante el aumento de calor a través de reacciones metabólicas que aceleran el metabolismo basal. Todo esto gracias al trabajo de nuestro organismo con estas reservas de agua ya mencionadas. Todo este proceso se vería afectado si no contamos con buenas reservas de agua que nos ayuden a realizar los procesos necesarios. Entonces no se preocupen cuando les digan que el agua te puede hacer subir de peso, esto es falso. El agua no tiene calorías ni grasas, y por lo tanto no puede hacernos engordar. Solo mantiene una reserva de agua por propósitos de conservación y metabolismo, cosa que nos permite digerir mejor los alimentos y quemar más calorías. En otras palabras, ese kilo adicional nos ayuda a perder muchos más kilos. Esto es importante recordarlo cuando hagamos nuestras dietas y rutinas de ejercicios, para estar conscientes de la importancia de estar hidratados siempre que podamos.

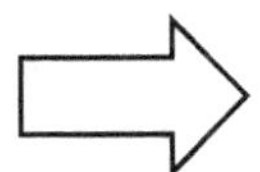

Beneficios de tomar agua.

Son notables los beneficios que podemos obtener con solo tomar nuestra dosis diaria de agua recomendada. Al igual que caminar, beber agua es una acción simple y necesaria, que en su consumo diario ayuda tanto a nuestro cuerpo que parecería increíble ponerse a pensar en la forma en la que mejora nuestra vida sin siquiera pensarlo.

La cantidad de beneficios que aporta son diversos y extensos, pero haremos un intento por explicar los mejores y más notables ayudas que nos puede aportar el agua en nuestro día. Entre ellos esta:

- **Ayuda a metabolizar la grasa:** ¿Justo lo que queremos no? Otro mecanismo por el cual el agua contribuye a bajar de peso y conservar la línea es que es indispensable para diluir la grasa almacenada. Cuando uno empieza a deshidratarse se reduce la tasa metabólica y por lo tanto el gasto de energía. Cuando se llega al punto de deshidratación moderada hay un incremento de cortisol en la sangre, y por ende una acumulación de grasa y un incremento en el apetito.

- **Alivia la fatiga:** el agua es utilizada por el cuerpo para eliminar desechos y toxinas que nuestro cuerpo no necesita. Cuando hay menos agua en el cuerpo, el corazón tiene que bombear más sangre para que el oxígeno pueda llegar a todas las células del cuerpo. Esto por supuesto genera un mayor esfuerzo y puede resultar en fatiga o incluso mareos.

- **Evita los dolores de cabeza:** en la mayoría de los casos los dolores de cabeza y migraña son causados por la deshidratación.

- **Reduce el riesgo de cáncer:** beber agua se suma a la lista de acciones que pueden ayudarte a prevenir cáncer. Algunos estudios indican que el consumir agua a dosis recomendadas ayuda a prevenir el cáncer de vejiga y colon. El agua destruye los agentes causantes de cáncer reduciendo el riesgo de diferentes tipos de cáncer.

- **Ayuda en la digestión y evita el estreñimiento:** cuando bebemos suficiente agua se aumenta la tasa de metabolismo. Es decir, los alimentos que consumimos se descomponen apropiadamente, eso ayuda a que el sistema digestivo funcione adecuadamente previniendo el estreñimiento.

- **Ayuda a mantener una piel limpia y bella:** el agua ayuda a reponer los tejidos en general, esto incluye los de la piel. La hidrata y aumenta su elasticidad. Cuando el cuerpo recibe suficiente agua, la piel estará hidratada. También ayuda a la piel con las cicatrices, acné, arrugas y otros síntomas de envejecimiento.

- **Nos hace perder peso:** como lo ya mencionado, el agua nos ayuda a eliminar los subproductos de la grasa. Cuando bebemos agua, el estómago se llena haciéndonos perder un poco el apetito. El agua no contiene calorías, grasas, ni carbohidratos ni azucares. Es un gran reemplazo de las bebidas con alto contenido calórico.

- **Ayuda a llevar oxígeno a los músculos y el cerebro:** es bien sabido que consumir agua con regularidad ayuda a transportar más oxígeno a la sangre. Esto a su vez ayuda a suministrar de mejor manera el cuerpo de oxígeno. Ayudando así a mantener sanos nuestros músculos, órganos y cerebro.

Así es como se dan a conocer los grandes beneficios de ese líquido tan común en nuestras vidas llamado popularmente agua. Consumirlo adecuadamente puede ser la gran diferencia entre estar saludable o no. Recuerden, la cantidad recomendada es de 8 vasos de agua al día. Esta cantidad puede variar en función del peso, la edad, sexo, rutina diaria y las características de cada persona, pero esa es la cantidad aproximada en términos globales. La rutina personal de cada uno podría tener vasos de más o incluso menos, pero esa es la importancia de conocerse uno mismo, y saber qué cantidad de agua necesitas realmente según tus necesidades.

Las consecuencias de no hidratarse adecuadamente.

Igual que caminar, solo imagina todo lo que no tendrás de no hidratarte bien. Los problemas van desde un desequilibrio en el organismo que regula nuestra digestión, hasta un aumento de probabilidades de muchas enfermedades peligrosas o incluso mortales. De no hidratarse bien el cuerpo podría influir de forma muy negativa en la dieta o rutina de ejercicio que estemos intentando desarrollar. Más aún si se trata de una rutina de ejercicio en donde se suda constantemente, y donde se necesita reponer los líquidos del cuerpo con regularidad. En lo general, una mala hidratación llevara a una baja de oxigenación en los órganos y principalmente el cerebro, cosa que es fatal, ya que esto puede impedir un funcionamiento adecuado de los mismos. La explicación se hará corta. No estar bien hidratado es malo, muy malo. Conlleva a problemas a largo plazo, un mal funcionamiento del sistema digestivo, mareo, dolores de cabeza, piel reseca, mal metabolización de la grasa y posterior acumulación, en fin, un montón de inconvenientes. Creo que ha quedado claro…

Capítulo 6: la amenaza de las dietas milagro.

Lamentablemente ya es algo común estos días. Siempre habrá uno que otro libro con la promesa de la dieta definitiva. Esa dieta que nos hará perder 10 kilos en una semana sin el menor esfuerzo. Nada más lejos de la verdad. No existe una dieta de ese tipo. No hay que creer en estas cosas. Toda buena ganancia conlleva un gran esfuerzo, y cada persona tiene que encontrar a lo que dedicar ese esfuerzo. Cada persona tiene un cuerpo y un organismo distinto, y lo ideal es hallar una dieta acorde a nuestras necesidades. Para eso esta este libro, para ayudarte a encontrar esa dieta ideal a través de capítulos dedicados a puntos específicos que te permitan entender como bajar de peso. Que es lo que hay que hacer y que no.

Tampoco son buenas estas dietas qué te prometen perder 10 kilos en una semana gracias a un consumo de 800 calorías al día, con un plan de cardio de 3 horas todos los días. Esta es una práctica horrible y repudiable que solo busca sacar dinero de las personas con libros, revistas y productos fraudulentos que buscan llegar a la mayor cantidad de gente posible, a fin de obtener la mayor ganancia en el menor tiempo establecido. Por la razón que ya habíamos explicado antes, estas dietas sólo consiguen hacer daño a nuestro organismo, y en muchos casos sólo terminamos peor qué cómo estábamos (eso si no caes muerto antes claro, sabemos que puede sonar rudo, pero estas dietas suponen una amenaza para nuestra salud y hay que decirlo).

En muchos casos hay personas que logran perder 6 kilos en una semana, sólo para ganar 12 a las semanas siguientes a causa del daño causado a nuestro organismo y metabolismo. Los kilos que una persona común debería poder perder son de medio a 1 kilo a la semana, esto siguiendo una rutina sencilla que no aplique muchos cambios a nuestra rutina diaria. Esto es bueno ya que es el tipo de dieta que no te exige tanto y te permite cambiar poco a poco tu estilo de vida sin siquiera darte cuenta. Esto claro aplicando bien la dieta y manteniendo la motivación. En casos más fuertes se pueden perder hasta 2 kilos a la semana, pero esto requiere de una dieta mucho más estricta o exigente, en donde se quitan hasta 1000 calorías de tu día para obtener los resultados, cosa que no recomiendo para las personas que apenas van comenzando en este buen mundo de una vida sana, ya que puede generar frustración, luego puede caer en estrés, del estrés caer en la idea de que seguir una dieta no es para ellos, y todo esto solo por querer apresurar las cosas. Como siempre digo: lo mejor es llevar las cosas con calma y aprender a disfrutar del proceso. Por supuesto estas dietas estrictas son llevadas de la mano de nutricionistas expertos. Así que si quieres intentar una (cosa que vuelvo y repito no recomiendo para los que van empezando), lo mejor que puedes hacer es acudir a uno de estos y explicar tu caso. Él o ella te dirá la rutina que debes seguís según tu tipo de cuerpo y dar con esos resultados que tanto deseas.

Muchos casos se han registrado sobre las estafas de las dietas milagrosas, y muchos de los responsables han pagado por sus crímenes. Porque si, eso de estar promoviendo dietas falsas y peligrosas es un crimen, y debe y es penado con la ley. También lo es promover productos con resultados fraudulentos o peligrosos, cosa que ha llevado al engaño a más de un pobre crédulo de estas farsas llamadas popularmente dietas milagrosas.

El caso de Manuel Uribe "meme".

Tal fue el caso de Manuel Uribe, mejor conocido como "meme", en su ciudad natal monterrey, México. Este hombre era conocido como el hombre más gordo del mundo, con casi 600 kilos de peso a los 48 años de edad. Título que a su vez se le fue reconocido por el libro de récords Guinness. En principio Manuel fue tratado por el doctor Carlos ballesta, reconocido doctor y director del Centro laparoscópico Dr. Ballesta, ubicado en Barcelona y granada, con más de 30 años de experiencia, pionero en el campo de la laparoscopia, con un equipo de profesionales que cuentan con más de 12.000 intervenciones abdominal y digestiva. Explico todo esto para que entiendan la mala decisión que el señor Manuel Uribe tomo, y que le termino costando la vida.

El equipo del doctor ballesta viajo a monterrey para ver a Manuel y poder seguir si increíble caso. Al llegar, el doctor ballesta cuenta que se encontró a Manuel postrado en una cama sin poder moverse o siquiera pararse. Todo esto debido no solo a sus casi 600 kilos de peso, sino también a unas cirugías plásticas mal efectuadas que le habían diseccionado parte del sistema linfático, provocándole abultados en las piernas que le impedían moverse. Quizás cada edema pesaba alrededor de 70 kilos, relata el doctor ballesta. Además, se alimentaba con una dieta demasiado hipercalórica, algo que empeoraba su estado y aparentemente no le importaba. Esta rutina de vida fue lo que lo llevo a acumular peso de forma constante hasta alcanzar el fatal estado en el que se encontraba. Esa es la razón de que su cuerpo alcanzara la media tonelada de masa corporal de forma progresiva e inevitable. Todo a causa de un conjunto de malas decisiones que el mismo señor Uribe se había provocado. El especialista viajo a monterrey en varias ocasiones para tratar el caso de Uribe, atendiendo a las peticiones del gobierno de nuevo león para que se pudiera intervenir al paciente con un bypass gástrico, realizado por la laparoscopia especializada del doctor ballesta.

Contemplamos la posibilidad de trasladarlo a Barcelona en un jumbo adaptado a sus necesidades, y poder ofrecerle cirugía de máxima seguridad en la ciudad de condal. Del mismo modo, consideramos también la posibilidad de operarlo en la cuidad de monterrey para minimizar la logística, aunque suponía un riesgo añadido al no contar con los equipos necesarios para que nuestro equipo de profesionales pudiera realizar la operación con los máximos avances disponibles. -cita el doctor-.

Pero no todo iría como el doctor ballesta quería, esto debido a la última mala decisión que el señor Uribe, mejor conocido como "meme", tomaría.

Uno de los miembros del equipo del equipo del doctor ballesta, David Espriu, recuerda haber escuchado "por boca de Manuel", que iba a someterse a la **Dieta de la zona**, creada por el biólogo Barry Sears. Ballesta encomendó a su equipo que estudiaran dicha dieta, que prometía una "bajada de peso milagrosa". Tras un profundo análisis se determinó que no era recomendable seguir esta dieta, ya que privaba al cuerpo de ciertos alimentos necesarios para la salud el mismo, además de drenar en exceso el líquido del cuerpo del paciente.

"Personalmente hable con Manuel y explique de los riesgos que tenía seguir esta dieta que no tenía un método discutido científicamente, y le comenté que podía incluso empeorar su estado de salud. Le indique que no podíamos operarlo si no se sometía a los preparativos necesarios. Fue la última vez que hable con él". Lamenta ballesta.

Fue así como "meme" gano un segundo récord Guinness, por ser el hombre en perder una cantidad de peso enorme en muy poco tiempo, unos 230 kilos en plazo de 3 años aproximadamente. Todo gracias a la dieta de la zona. Esto claro está, pagando con su propia vida, muriendo el 26 de mayo de 2014 a causa de las supuestas dietas milagrosas que le prometían el paraíso en forma de dietas y rutinas extremas, pero que más tarde que temprano terminaron con su vida debido a las insuficiencias nutricionales que su propia decisión le causo. Su corazón fallo debido a la gran presión al que su organismo fue sometido, debido a la perdida de líquido y nutrientes que algunos órganos de su cuerpo necesitaban para poder funcionar correctamente. De esa forma, Manuel se unió a la cifra de personas cuya vida fue cobrara por tomar la mala decisión de acudir a las dietas milagrosas.

No hagan esto amigos, no maltraten su cuerpo por seguir un ideal imposible. Un cuerpo sano, fuerte y en forma requiere paciencia y dedicación. Como petición hecha por mi persona (el autor), no acudan a estas dietas que solo hacen daño a nuestra vida y nos hacen perder el tiempo.

Como identificar dichas dietas.

Si estás buscando libros y paginas por internet que te sugieran algún tipo de dieta, cosa que es bastante probable si estas leyendo este libro, entonces será normal que te encuentres con algunas de estas dietas. En muchos casos son fáciles de identificar y suelen ser bastante obvias a la hora de promoverse. Solo con ver la palabra: "¿quieres verte y tener el cuerpo como una modelo famosa? Esta dieta te hará perder 5 kilos en una semana en tan solo 3 sencillos pasos", ya con esto puedes cerrar la página y correr por tu vida.

Si quieres aprender tips que te ayuden a identificar esas dietas milagro que no son tan obvias entonces te tenemos estos consejos:

- **Estas prescritas por personas ajenas a la nutrición**: la mayoría de los casos son personas que no saben del tema actuando como si realmente lo supieran. Personas famosas y de carácter sensacionalista que buscan explicar las supuestas bondades de sus determinadas rutinas. Muchas de estas personas ni siquiera han estudiado o pasado por una experiencia como lo es la obesidad, y son totalmente ajenas al tema.

- **La descripción de la dieta es imprecisa**: se mencionan platos, sin detallar sus raciones, cantidades o aportes calóricos reales. Además de un desconocimiento casi total sobre el tema de la nutrición.

- **Su eficacia no está comprobada científicamente**: no hay investigaciones serias que rectifiquen su efectividad. Aunque, si puede que intente respaldar sus palabras con información falsa, que alguien muy ajeno al tema podría creer. Por esta razón es importante estar bien informado sobre estos temas. Leer varios libros ayuda a tener un mejor control y conocimiento sobre estas situaciones.

- **Prometen perdidas enormes de peso**: además de prometer que puedes perder cantidades absurdas de peso de forma sana, también te prometen que estos resultados se darán en muy poco tiempo, con pocos pasos y el menor esfuerzo.

- **Contienen refutables fundamentos dietéticos**: según expertos en la materia de la nutrición, todo régimen que no sea equilibrado y proponga la eliminación de algún nutriente de la dieta nunca será bueno para la salud. Dietas que propongan un vago o casi nulo consumo de líquidos, frutas, carnes y verduras son un perfecto ejemplo de esto.

Estos son los pasos a seguir con los cuales podrás identificar dichas dietas fraudulentas. Con estas bases tienes los conocimientos necesarios para no caer en una práctica que aparte de no dar buenos resultados, podrías caer en un desastre metabólico y hormonal, ganando aún más peso de los que ya tenías. Lo fundamental es el equilibrio, y cualquier practica que te oriente a retirar de tu consumo alimentos altos en proteínas y minerales, por dar un ejemplo, estarías cometiendo un grave error al seguirla. Estos nutrientes constituyen una base en los pilares de la buena alimentación.

El camino correcto.

Siempre es bueno mantener un ritmo sano acorde a nuestro tipo de cuerpo. Esas dietas extremas qué te piden comer una única cosa un mes, o algunas otras qué te piden eliminar elementos importantes de la alimentación, cómo los huevos, leche, frutas o verduras, la carne y el bajo consumo de agua, nunca son buenas. Este tipo de prácticas causan un estado irregular en el organismo, y al momento de volver a comer de manera regular todos esos kilos volverán, pero multiplicados por dos o tres. Las mejores dietas son aquellas qué te incentiva a realizar ejercicios, en combinación con un buen balance nutricional a base de vegetales, frutas y comida alta en proteínas.

Si se trata de una dieta donde nos privaremos de algún alimento entonces lo mejor es acudir a algún profesional calificado, tal y como ya antes hemos mencionado. De ser una dieta simple en donde solo dejaremos de comer dulces y comida chatarra, para reemplazarlo por comida saludable y todo tipo de alimentos que no sean ultra procesados, entonces no hay problema en seguir tu propia dieta desde este mismo momento.

Forma un cronograma de actividades y uno de alimentación para tu primer mes, algo muy útil si tienes un poco imaginación y te gusta hacer las cosas de forma programada. Puedes preparar platillos según el día que mejor de guste, pechuga de pavo los martes o sopa de verduras con carne los jueves. Si eres más de los que les gusta lo casual entonces puedes probar con una rutina básica de cero alimentos altos en grasa y azucares, como dulces y alimentos procesados, tales como la Coca-Cola, postres, comida rápida, golosinas y comidas pre-fritas, como las papas fritas. Esto tiene muy buenos resultados para evitar el aumento de grasas saturadas.

Para todo el mundo hay un adecuado plan alimenticio, solo tienes que encontrar el tuyo, aplicando métodos y observando resultados. Repetimos, hacer esto solo en casos de dietas simples, no intenten hacer dietas fuertes bajo su propia e inexperta razón. Acudir a un profesional siempre es la mejor opción en estos casos. Especialmente en casos de personas con enfermedades o padecimientos de algún tipo, como la diabetes o la hipertensión.

Capítulo 7: frutas y verduras contra la grasa.

Tal y como dije en el capítulo anterior, siempre come frutas y verduras. Se que ya lo dijimos antes, pero queremos volver a repetirlo, ya que este es un punto muy importante a la hora de mejorar nuestra alimentación y bajar de peso. Hay todo tipo de variedad en frutas y verduras para todos los gustos y ocasión. Sí dices que no te gustan es porque posiblemente no lo has preparado bien, o no te lo han preparado bien.

Frutas y verduras son sabrosas por igual cuando están bien preparadas, y no es difícil cocinarlas adecuadamente. Una ensalada bien preparada puede ser una gran delicia a la hora de la merienda. También están las frutas, en donde bien picadas y mezcladas pueden ser el sustituto bajo en calorías de cualquier postre. Son sabrosas a su manera y tienen grandes beneficios para nuestro cuerpo y mente. Estas contienen grandes aportes para todos los aspectos de nuestras vidas, y a su vez para nuestra meta del peso ideal. Con un adecuado consumo pueden ayudar a reducir las probabilidades de contraer varias enfermedades mortales. Entre las cuales están: cardiopatías, cáncer, diabetes y la obesidad. Además de que el mismo consumo de estas ayudan al cuerpo a desintoxicarse de varias grasas que el cuerpo no necesita.

Respecto al tema de las grasas creemos que es importante informar sobre ellas, ya que bien sabemos que no todos están bien informados sobre que existen diferentes tipos de grasas, y que estas tienen efectos muy distintos sobre nuestro cuerpo dependiendo de cuales sean, llegando a ser incluso de lo mejor para nuestra salud, a lo peor que podemos tener en excesivo consumo para nuestro cuerpo. Dependiendo todo del tipo de grasa que consumamos claro.

Tipos de grasas y sus efectos sobre nuestro cuerpo.

Dependiendo del tipo de alimento que comamos nuestro cuerpo puede sintetizar distintos tipos de grasa. Esto es importante ya que ayuda a contener las energías de ciertos alimentos y así obtener los nutrientes y vitaminas de estos, como lo son la vitamina A, D, E, K. Esto es un proceso natural claro está, pero esto no quiere decir que sea perfecto, y que no tenga consecuencias, fallos o debilidades a la hora de procesarlos.

Ya que no nos sirven todos los tipos de grasas que sintetizamos y no todos afectan de forma beneficiosa al cuerpo, mostraremos algunos de los ejemplos comunes de grasas que debemos conocer, y el impacto que tienen sobre nuestros cuerpos, tanto en salud como en condición física, aumentando nuestro peso sin siquiera darnos cuenta del problema hasta que ya tenemos el índice de grasa por el 40% o más. Seguiremos la lista de una forma específica, llevándonos del peor tipo de grasa a la mejor.

Grasas trans.

Quizás las más nocivas de todas. Estas elevan bastante el colesterol total y el colesterol LDL, también llamado colesterol malo. Es el causante de los principales problemas cardiacos y la diabetes de muchas personas alrededor del mundo, elevando los niveles de colesterol mucho más allá de lo recomendado. Suena extremo, lo sé, pero es cierto. Estas son comunes hoy día, especialmente en países grandes con economías estables, en donde son fáciles de conseguir, siendo así la causa principal de obesidad en dichos países, junto con la comida chatarra no procesada. Estos alimentos serían: hamburguesa, papas fritas, frituras en general y todo tipo de alimentos de este tipo ya empaquetados. Alimentos que se suelen conseguir en puestos de comida rápida y a domicilio. Las grasas trans se encuentran en alimentos ultra procesados, esto debido a las modificaciones y alteraciones químicas que estos productos sufren a la hora de ser producidos en masa. Son difíciles de quemar sin una buena rutina de ejercicios por el hecho de ser también solida a temperatura ambiente, igual que las grasas saturadas. Aunque este problema también se soluciona con una mejor alimentación y actividades físicas ocasionales, casi eliminando estos alimentos de nuestra dieta diaria. Comerlos una vez por semana sería suficiente, dos si eres una persona con un peso ya controlado.

Algunos de los alimentos que contienen en cantidad estas grasas son los siguientes:

- Dulces y golosinas de supermercado. Todas sin importar cual.
- Helados.
- Margarina y manteca por igual.

- Palomitas de microondas. Mas que todo las que contienen mantequilla y otros aditamentos. las simples están bien.
- Productos para microondas en general, como empanadas de carne, croquetas, pastas, pizzas.
- Muchos productos de tipo comida rápida ya procesados. Son peores que los que de por si no son totalmente procesados. Hay que tener cuidado con estos. Vendrían siendo esas comidas que vienen ya en bolsas selladas listas para comer.

Así los productos con grasas trans son fácilmente identificables. Con venir en un paquete de supermercado y que no sea una ensalada instantánea ya es una mala idea consumirlo seguido. Siempre puedes verificarlos por tu propia cuenta claro, mirando en las especificaciones del producto, pero no hace falta mucho sentido común saber qué tipo de alimentos tienen estas grasas, aditivos artificiales y azucares en cantidades elevadas en relación a su aporte nutricional. Es menos difícil aun si lees bien todo lo explicado en este libro.

Grasas saturadas.

Estas grasas elevan el colesterol total, llevando así a graves riesgos para salud, ya que es este colesterol el que se acumula en las arterias causando problemas cardiacos o incluso la muerte. Esto pasa con un consumo excesivo. Estas grasas están presentes en todo el mundo, pero lo recomendable es siempre mantenerlas bajas para evitar problemas de salud grave, como padecimientos cardiovasculares y derrames cerebrales. Son difíciles de quemar por ser solidas a temperatura ambiente. Esto puede ser problemático a la hora de bajar de peso, pero siguiendo una dieta sana con algo de ejercicio y bajando de forma moderada el consumo de dichos alimentos que contienen estas grasas, se pueden perder sin mucha dificultad.

Hay que recordar que muchos de estos alimentos no son malos para la salud, y lejos de eso incluso aportan proteína y calorías buenas para el cuerpo. Solo queremos recordar que su consumo en exceso causa problemas para la salud como lo haría cualquier alimento que comamos en demasía. Por dar un ejemplo: los alimentos de origen animal como la carne, suelen ser altos en colesterol, comerlos todos los días no tiene ningún problema, pero lo recomendable es comer no más de 200gr al día, así se mantienen los niveles y se evitan problemas de peso y salud futuros.

Muchos alimentos contienen de este tipo de grasas. Es importante saber cuáles para prevenir su consumo en exceso y evitar estos problemas. Algunos de estos alimentos son:

- Productos lácteos con alto contenido de grasa. Como seria el queso, la crema, leche entera y crema agria.
- Carnes con alto contenido graso. Como la carne molida, los embutidos, el salchichón, tocino y las costillas de cerdo.
- Manteca.
- Mantequilla.
- Salsas cremosas.
- Salsas hechas con grasa de carne.
- Chocolate con leche.
- Aceites de palma.
- Coco y sus respectivos aceites.

- Piel de aves de corral (pollo y pavo)

Y así la lista seguiría hasta llegar hasta las 50 páginas con solo hablar de este tema. Para no hacerla larga y aburrir a nuestros potenciales lectores y así poder ir al grano, recomendamos investigar los alimentos preferidos por tu persona que no estén entre nuestra lista, para así verificar su tipo de contenido graso. Eso nos ahorrara tiempo a nosotros y ustedes. Creemos que todos estaremos de acuerdo en eso. De todas formas, siempre pueden opinar en los comentarios de la plataforma de Amazon. Sus críticas y opiniones siempre son escuchadas y tomadas en cuenta por parte del equipo ACQM.

Grasa monoinsaturada, la buena grasa.

Esta si es nuestra mejor opción a la hora de hablar de grasas. Sus beneficios son muchos y sus desventajas pocas. Estas son grasas buenas y saludables gracias a que ayudan a bajar el colesterol malo en la sangre con facilidad. Es liquida a temperatura ambiente y se diluye con mucha facilidad en el cuerpo, cosa que previene los problemas cardiacos y otros importantes problemas de salud importantes como la obesidad. Ayuda también a combatir los efectos negativos de las grasas malas, como las saturadas y la trans. Se encuentra en productos ricos, deliciosos y comunes. Algunos de estos son:

- Aguacate.
- Aceite de canola.
- Nueces, almendras y cacahuates.
- Aceite de oliva.
- Ajonjolí.

Para obtener los beneficios para tu salud, debes reemplazar las grasas poco saludables por grasas saludables. Para eso están las grasas monoinsaturadas. He aquí algunas ideas y recomendaciones:

- Come nueces en lugar de galletas como refrigerio. Solo tenga en mente mantener las porciones reducidas, puesto que las nueces tienen muchas calorías.
- Agregue aguacate a ensaladas y emparedados.
- Reemplace la mantequilla y la grasa solida por aceite de oliva o canola. Que son grasas liquidas y más sanas.

La asociación americana de diabetes recomienda comer más grasas monoinsaturadas que grasas trans o saturadas. Para eso puede evitar el consumo de dichas grasas malas evitando los alimentos que las contienen. O en el caso de las grasas saturadas que no son 100% malas, solo disminuir su consumo hasta una ración diaria recomendable, que como ya habíamos mencionado es de 200gr. También está la opción de sustitución, cambiar ingredientes o alimentos con grasas malas por buenas, como es el caso de los ejemplos que acabamos de dar con las recomendaciones anteriores.

Ahora que sabemos sobre los tipos de grasa (creí que nunca acabaría), podemos decir cual nos conviene y cuáles no. Podemos hablar sobre algunas categorías de alimentos bien conocidas que tienen mucho que aportar sobre el tema de la pérdida de peso, el consumo de frutas y verduras y sus maravillosos efectos y beneficios sobre nuestra salud.

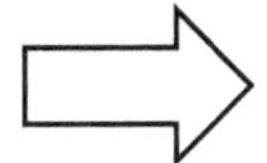

Las verduras ¿mal necesario o gusto incomprendido?

Empecemos por las verduras. Tienen un alto valor en minerales, características qué ayuda mucho al mantenimiento muscular y el buen funcionamiento de nuestro cuerpo. Se pueden comer de muchas formas, al vapor, crudas, o en compañía de otros alimentos. También ayudan a eliminar la ansiedad y el apetito. Son muy buenas a la hora de dejarte satisfecho y eliminar la sensación de ansiedad, y son excelentes para poder bajar de peso. también cumplen con la función de alimentar y nutrir, pero su casi nulo contenido graso te garantiza no engordar, además de darte gran energía para tus labores diarias. Son altas en vitamina C y hierro, especialmente el brócoli, vegetal que todos asociamos a la fuerza física gracias a la carismática caricatura de Popeye. Si no sabe de lo que estamos hablando entonces quizás sea muy joven y compro este libro gracias a la tarjeta de crédito de sus padres. Pero tranquilos, aquí nadie juzga a nadie.

Con esta información que no termina de reflejar todo el potencial de los tubérculos como alimentos que tenemos que comer de forma seguida, podemos saber que comer vegetales no es una cuestión de moda o dieta, son todo un estilo de vida, vida de la buena. Su consumo es algo obligatorio a la hora de querer tener buena salud, y su uso frecuente en las dietas garantiza resultados rápidos y de calidad. Tener ese cuerpo deseado, fuerte, sano y en forma se consigue de forma mucho más rápida si en nuestra dieta hay una buena variedad de frutas y verduras para consumir.

Las ensaladas son quizás la opción más conocida a la hora de pensar en implementar vegetales en nuestra dieta diaria. Se pueden comer entre comidas o incluso a la hora de la cena, si quieres perder peso de la mejor forma. Constituyen un plato rico en minerales y fibra. Es crucial incluirlas en cualquier dieta, y no existe un solo tipo. Hay una enorme variedad de ensaladas a considerar para nuestra dieta. Incluso hay algunas que incluyen queso, setas, pollo hervido o incluso frutas y distintos tipos de panes o aditivos naturales, como pimienta o sal.

Claro tampoco podemos volvemos locos y colocarle cualquier cosa a una lechuga y creer que es una buena ensalada. Hay cosas que no se recomiendan hacer si se quiere una ensalada rica y saludable. Entre ellas:

- Incluir ingredientes calientes.
- Agregar mucha mayonesa o alguna otra salsa grasosa.
- Mezclar sabores incompatibles como aceitunas, yogur y pera en el mismo plato.

De esta forma sabemos que siempre habrá una receta disponible para probar. Te preguntaras: ¿Y estas ensaladas son realmente bajas en calorías? Bueno, pongamos un ejemplo: la ensalada de pollo (mi favorita), es una ensalada muy rica y que solo aporta 50 calorías por cada 100. Lo normal es comer unos 150 gramos acompañado de pan o algunas galletas.

También está la ensalada de atún, la cual solo aporta 180 calorías por cada 100 gramos de ensalada. Se qué dirán: ¿no es mucho más que la de pollo? Si, pero eso es porque su valor nutricional también es mucho mayor. Tiene una gran cantidad de proteínas y vitaminas ideales para fortalecer el cuerpo y la mente. Así que, si quieres una ensalada que te permita bajar de peso, pero al mismo tiempo mantener tus fuerzas luego de un día de duro ejercicio, entonces el atún es tu solución. Pero tampoco abusen. No los quiero ver comentando en la caja de comentarios que se comieron 2 kilos de atún diarios y no lograron bajar de peso.

Las frutas, el postre natural que todos necesitamos.

Las frutas por otro lado, son una excelente alternativa a la hora de consumir un postre, especialmente a la hora de la merienda en donde uno quiere algo rico, dulce y saludable para comer. Aportan gran cantidad de vitaminas y mucha fibra. La fibra ayuda mucho en la digestión, cosa que ayuda mucho a digerir mejor los alimentos. Las vitaminas que aportan son muy variadas, y cambian según la fruta que se coma. El mango, por ejemplo, estando verde tiene un mayor índice de vitamina C, y si esta amarillo y maduro tendrá entonces un mayor índice de vitamina A. Otras frutas como la manzana, las naranjas, el plátano o las fresas son ricas también en estas vitaminas. Incluyendo así la vitamina B y E. Todas estas ayudan al buen funcionamiento del cuerpo y su metabolismo. Además de contener azucares naturales en buena cantidad que podemos disfrutar sin tanta preocupación por engordar. Siempre que mires un paquete de galletas, piensa primero en comer una manzana o una fresa, incluso un durazno (mi favorito). Solo una rica manzana aporta 50 calorías, cuando una galleta de puede llegar a 100 calorías fácilmente. Puedes comerte 10 galletas con mucha facilidad, pero comer 10 manzanas parecería algo más difícil ¿no? Comer frutas en lugar de postres te garantiza mantener el consumo de calorías al mínimo, a la par de un estado de salud envidiable para muchos. Que no te sorprenda que al cabo de un par de semanas de cambiar tu dieta de dulces procesados y no procesados por frutas tu cuerpo empiece a verse mejor y te sientas más ligero, con tu ropa quizás algo menos ajustada que de costumbre. Este y muchos otros son los beneficios de cambiar tus hábitos alimenticios ¡Cambiar es bueno!

Como ya dijimos. Todas las frutas son buenas, pero aportan beneficios diferentes según sea. Algunos de estos ejemplos son importantes explicarlos. ¿Tienes una fruta favorita en particular? Quizás este entre estas:

- **Piña:** te ayuda a eliminar líquidos y evitar la hinchazón de vientre y piernas. Además, favorece la digestión gracias a la bromelina. Aporta 50 calorías por cada 100 gr.

- **Manzana:** ayuda a eliminar el colesterol malo de la sangre gracias a la pectina. Aporta 52 calorías por cada 100 gr.

- **Pera:** favorece la función intestinal y protege el hígado al estimular la segregación de jugos gástricos. Aporta 57 calorías por cada 100 gr.

- **Naranja:** refuerza el sistema inmunológico por su buen contenido de vitamina C. Aporta 47 calorías por cada 100 gr.

- **Mandarina:** ayuda a combatir la presión arterial gracias a su contenido de bromo. Aporta 54 calorías por cada 100 gr.

- **Limón:** reduce los problemas producidos por el acné gracias a su contenido de ácido nítrico. Aporta 29 calorías por cada 100 gr.

- **Kiwi:** contribuye a la formación de huesos y dientes fuertes, y tiene más vitamina C que la naranja. Aporta 61 calorías por cada 100 gr.

- **Melón:** favorece el correcto funcionamiento de los riñones por su alto contenido de agua. Aporta 34 calorías por cada 100 gr.

- **Sandia:** favorece la pérdida de peso por su alto contenido de agua y su bajo nivel de azúcar. Aporta 30 calorías por cada 100 gr.

- **Aguacate:** protege la salud cardio bascular por sus ácidos grasos, ósea, presenta un alto contenido de grasa monopolisaturada, la buena grasa. Aporta 160 calorías por cada 100 gr.

- **Frutos rojos:** estos serían los frutos como arándanos, grosellas, bayas y moras. Estos frutos ayudan a evitar las infecciones en la orina gracias a sus compuestos. Aporta de 30 a 40 calorías por cada 100 gr.

- **Melocotón:** ayuda al funcionamiento del sistema nervioso gracias a su contenido en potasio y magnesio. Aporta 39 calorías por cada 100 gr.

- **Fresas:** calman la artritis al reducir la producción de la proteína reactiva que causa la inflamación. Aporta 32 calorías por cada 100 gr.

- **Mango:** además de aportar vitamina A y C, también tiene cualidades antioxidantes gracias a la quercetina y el ácido málico, así que evitan el envejecimiento prematuro de la piel. Aporta 60 calorías por cada 100 gr.

- **Plátano:** es rico en potasio y ayuda a ganar masa muscular si lo comer antes de entrenar. También cuida el corazón y promueve el sueño por su contenido en triptófano. Aporta 122 calorías por cada 100 gr.

Así de extenso es la lista de beneficios que las frutas aportan. Todas las frutas, incluyendo las que no destacamos en nuestra lista, tienen algún buen beneficio para nuestro cuerpo. Desde reforzar nuestra salud hasta ayudarnos a perder de peso por su bajo contenido en grasas saturadas y bajo nivel de azúcar. Con todo eso son una opción deliciosa para cualquiera a la hora de querer darse un gusto y no perder el sueño pensado que subiremos de peso solo por comer una manzana picada con trozos de fresas, esto por solo dar un ejemplo. Se recomienda comer unas 3 raciones de frutas al día. Los jugos de frutas no cuentan como ración. El mejor momento para comerlas es en la mañana o en la merienda (en mi caso la merienda suele ser al medio día, un par de horas luego del almuerzo). Incluirlas en nuestra dieta nos ayuda a cambiar un mal hábito por uno bueno poco a poco. En este caso el mal hábito seria comer postres con exceso de azúcar y casi nada de aporte nutricional. En su lugar lo cambiaremos por rica fruta baja en calorías y perfecta para bajar de peso y estar más saludable que nunca.

Capítulo 8: rutina perfecta según tu cuerpo.

La idea de hacer ejercicio no suena muy atractiva para muchos, pero les aseguro qué es por no verlo desde un enfoque más positivo. Hacer ejercicio es una de las actividades con mayores beneficios en un aspecto general. No sólo ayuda al cuerpo, sino también a la mente y el alma, mejorando nuestras vidas en todos los sentidos imaginables. Sé que decir que ayuda al alma es raro, pero, en opinión de este servidor, estas actividades forman un punto y aparte en la vida de las personas que empiezan a practicarlas. Son realmente fáciles de hacer si aplicas una rutina básica y constante, de unos 4 días a la semana, siendo los resultados a largo plazo algo inevitable. Pasar de nunca haber practicado ningún ejercicio a empezar con simples rutinas diarias de 4 sesiones o menos, podría cambiar la vida de cualquier persona. El efecto consta en que esa persona se dará cuenta que puede hacer más de una sentadilla al día, para luego hacer 10, luego serán 20, y así sucesivamente.

El sentimiento de superación es algo que nos terminara alcanzando de una forma u otra. ¿Saben por qué lo sé? Porque yo (el autor) solo podía hacer 3 flexiones cuando empecé a hacer ejercicio, a la edad de 13 años. Con el tiempo, al cabo de las semanas llegue a las 20 flexiones, luego de unos meses podía llegar a hacer 50 flexiones en una sola serie. Saber que podía lograr algo que creía imposible me cambio la vida.

¿Si podía hacer otras cosas que también creía imposible? Ese pensamiento se plantó fuertemente en mi mente y alma, y todo empezó con 3 flexiones al día.

Sí eres una persona sociable entonces la mejor opción es hacer ejercicio en compañía de un amigo o familiar. Por otro lado, si eres de esas personas que disfrutan en ocasiones de su privacidad y su libertad de poder estar solos, entonces el ejercicio de cualquier tipo y en cualquier lugar puede ser una excelente forma de relajación. Siempre que la rutina aplicada te guste estará bien para empezar. La motivación es el principal factor para cambiar nuestros malos hábitos, y si empezamos con una rutina que no nos gusta y no podemos disfrutar entonces será muy difícil hallar la cantidad de motivación necesaria.

Hablemos de las chicas. Una de las mayores preocupaciones de las mujeres a la hora de realizar ejercicios de fuerza es ganar mucha masa muscular y perder esa forma femenina qué tanto les gusta, de esto no hay que preocuparse. Debido a su genética, hormonas y cuerpo, es imposible ganar mucha masa muscular. Las chicas podrían pasar años levantando peso y no ganar tamaño en sus músculos. Solo ganarían mayor definición y algo más de fuerza física y condición. No te preocupes si para estar en forma quieres intentar levantar un poco de peso, no te pondrás como hulk (espero Marvel no me demande por poner su nombre acá…). Este tipo de ejercicios, aunque son menos comunes en mujeres, dan grandes beneficios a la hora de tonificar el cuerpo. De esta forma se obtiene un cuerpo firme y atractivo, con piernas lindas y un abdomen plano. Si prefieres también, siempre podrás hablar con un entrenador profesional en tu gimnasio más cercano, te podrá dar una rutina adecuada a tus necesidades. Esto en caso que te sientas insegura de si hacer este tipo de ejercicios o no. Seguro te dirá que no tiene nada de malo levantar un poco de peso, aunque seas una chica.

Para los hombres puede ser más simple. Nuestra genética facilita poder realizar una mayor cantidad de ejercicios sin ningún temor de perder nuestra forma masculina. Con esto quiero decir que los hombres se sienten más tranquilos con la idea de levantar peso. Los hombres a diferencia de las mujeres tienen un mayor índice de testosterona, así que ganar musculo a través del ejercicio sano es más fácil para ellos. Esto es algo que casi todos los hombres quieren. ¿Y que si hago un ejercicio que mi cuerpo no necesita? Es verdad, en realidad existen diferentes tipos de cuerpos y cada uno tiene un tipo de entrenamiento que se adapta mejor a sus necesidades. Luego de mucho investigar, poner en práctica, y poner en observación a algunos voluntarios, el equipo de ACQM ha logrado dar con la información adecuada para este tema.

Si estas leyendo este libro entonces es probable que tengas algo más de peso del que deberías, eso aquí es algo perfectamente entendible. En tu caso en particular seguramente se te darán mejor los ejercicios de potencia. Ejercicios donde hay que levantar cantidades considerables de peso con pocas repeticiones, así ganaran musculo de forma más rápida. Dicho esto, lo más probable es que tu problema este en los ejercicios de resistencia, siento el trote y los ejercicios de tipo cardio los más difíciles de ejecutar. Esto debido al peso extra que tu cuerpo ejercer sobre tu persona. Esta información va dirigida específicamente a los barones. En el caso de las chicas de contextura gruesa también se pueden realizar estos ejercicios, pero combinándolos con cardio y trote, de esta forma se consigue una mejor figura con un equilibro entre tamaño y forma. Todos los cuerpos son hermosos a su manera. No te desamines si no puedes ser tan delgada como una modelo europea. En opinión de este servidor (el autor), todas las mujeres son bellas si se quieren a sí mismas y se cuidan con un buen estilo de vida. No intentes seguir estatus de belleza imposibles. Digo todo esto porque sé que hay mujeres que se pueden sentir un poco mal por no tener un cuerpo tan fino como una modelo. Lo sé, tengo 3 hermanas, y 2 de ellas son endomorfas. ¿Qué es eso? Ya hablaremos más adelante del tema.

Si eres una persona delgada y te cuesta subir de peso entonces no deberías estar leyendo este libro. ¿No viste que el titulo decía las 10 claves para bajar de peso? ¿Qué haces leyendo esto?... es broma. En tu caso lo más probable es que lo más problemático sean los ejercicios de potencia, siendo los ejercicios de cardio tu mayor facilidad. ¿Y cómo sería mi rutina ideal según mi tipo de cuerpo? Eso es un punto que tanto hombres y mujeres necesitan saber, y es algo que no muchos saben a la hora de entrenar. Para eso creamos la siguiente sección…

Reconociendo tu tipo de cuerpo.

Aquí no estaremos hablando de tu raza o planeta hogar. Sino más bien a tu tipo de cuerpo según tu orientación genética. En esta categoría estarían los ectomorfos, mesomorfos y endomorfos. Si no sabes que son estos términos y como se aplican a nuestro cuerpo entonces no hay problema, en ACQM estamos para aclarar todas tus dudas.

Según estudios bien formulados que datan de los años 40, existen 3 tipos de cuerpos base para el ser humano. Estos serían: ectomorfo, mesomorfo y endomorfo. Estas categorías están basadas en la teoría del somatotipo, teoría formulada por el psicólogo norteamericano Herbert Sheldon durante los años 1940. Esta teoría pretendía explicar la clasificación del tipo de cuerpo de una persona según su proporción muscular, tendencia a la acumulación de energías y grasas, y su estructura ósea. Estas características permitían explicar las cualidades de cada tipo de cuerpo según la persona. Esto es importante entenderlo a la hora de conocer nuestro cuerpo y sus potenciales cualidades y desventajas. Para esto dio una descripción detallada de cada uno, siendo esta descripción la siguiente:

- **Ectomorfo:** se caracterizan por extremidades largas y delgadas con poca grasa almacenada. Tienen un metabolismo naturalmente más rápido, cosa que impide almacenar grandes cantidades de grasa. Caracterizados por ser delgados, los ectomorfos no son propensos a desarrollar mucho sus músculos, siendo esta su mayor dificultad y desventaja. Esto los hace más agiles que fuertes en comparación con los otros somatotipos. De aquí salen muchos modelos y atletas de resistencia, ya que gracias a sus cualidades pueden obtener un cuerpo no tan musculoso, pero si definido y ágil. Esto luego de unos meses de adecuado entrenamiento con pesas y una buena alimentación alta en calorías.

- **Mesomorfo:** estos son unos suertudos, hay que decir lo que hay que decir. Caracterizados por tener una estructura ósea fuerte desde temprana edad, los mesomorfos son de contextura naturalmente gruesa y fuerte. Tienen hombros anchos y una cintura fina. Su capacidad para almacenar grasa esta equilibrada, pudiendo bajar o subir de peso con relativa facilidad. Esto gracias a un metabolismo neutro fácilmente manejable. Tienen también cierta facilidad para generar musculo sin necesidad en almacenar más grasa de la que necesitan. Debido a estas características los mesomorfos suelen ser los más fuertes de entre todos los somatotipos. Pero esto no les quita que pueden sufrir de obesidad si tienen un estilo de vida muy descuidado, justo como me paso a mí en mi adolescencia (si, el autor es mesomorfo).

- **Endomorfo:** aquí probablemente estarán muchos de mis lectores. Los endomorfos se caracterizan por tener una tendencia natural a acumular grasas, ser de huesos grandes y una cintura gruesa. Aunque son los menos atléticos, también tienen ciertos beneficios en términos de fuerza y tamaño. Pueden generar musculatura de forma rápida y mantener su peso en el proceso, ya que su metabolismo es lento y no le es fácil quemar todas las calorías que consume. Son los más pesados entre los somatotipos, careciendo se resistencia y velocidad. Aun así, bien entrenados estos pueden ser muy fuertes. Además de que con algo de esfuerzo pueden aumentar su resistencia a los ejercicios de cardio hasta un nivel decente.

Ya explicado esto es importante resaltar que todos los tipos de cuerpo tienen fortalezas y debilidades, y todos pueden logar su cuerpo ideal dentro de sus propios estándares, con dedicación y paciencia. Ahora es necesario dar unos consejos para su entrenamiento en base a su tipo de cuerpo. En la siguiente sección hablaremos sobre rutinas y métodos para obtener los mejores resultados en el menor tiempo posible. En términos de condición atlética claro. Ya hemos mencionado que respecto a la comida no hay que tomar muchas reservas, pero con el ejercicio es distinto. Mientras se coma sano y descanses adecuadamente tu cuerpo debería tener para reponerse y fortalecerse. Bajo estas condiciones podrías aumentar el tiempo tu rutita hasta 4 horas una vez llegado a estar en una buena condición física. También es importante recordar la importancia de estar bien hidratado. Mientras más actividad física más agua se debe consumir. El tiempo recomendado para una rutina completa de ejercicio es de dos horas. Para empezar, puede ser una rutina de solo 30 minutos, luego ve extendiéndolo de 30 en 30 minutos hasta llegar a las 2 horas. Esto aumentara las capacidades físicas a más de lo normal. No serán Superman o Supergirl, pero en definitiva gozarán de una vitalidad, velocidad y fuerza física que muy pocas personas poseen.

Rutina según tu tipo de cuerpo.

Luego de una breve introducción al tema de los somatotipos, es momento de aprender las mejores rutinas de ejercicio para conseguir mejorar nuestra condición física y poder ganar o perder masa según nuestra necesidad. Son necesarios una serie de pasos y métodos a la hora de entrenar para poder obtener los resultados que deseamos. Entre ellos pueden variar la cantidad de peso aplicado, repeticiones, tiempos de descanso y duración de ciertas actividades. Todo esto para obtener resultados distintos según nuestros objetivos. Un ejemplo de ellos es la ganancia muscular, en donde se ejercen ejercicios de peso con una cantidad moderada de repeticiones, dando como resultado un incremento en menor o mayor medida de las células musculares. Si por otro lado tenemos el objetivo de perder peso sin mucha ganancia muscular, entonces la mejor opción son el trote y la caminata, o ejercicios de cardio, por llamarlo de otra forma. En base a estos conocimientos aplicaremos nuestras rutinas.

Rutinas y consejos para ectomorfos.

Mas allá de sonar como una extraña criatura alienígena de una película exitosa de ciencia ficción de los años 80, los ectomorfos son los "delgados por naturaleza" de esta sección. Nuestro libro trata sobre bajar de peso, eso ya lo sabemos, pero creemos que es necesario dar una buena explicación sobre los tipos de ejercicios que todos los tipos de cuerpo deben tener. El conocimiento es poder, y mientras más se tenga de este será mucho mejor. En cualquier caso, ya explicamos como identificar cada tipo de cuerpo. Si no estas interesado en saber las rutinas de otros tipos de cuerpos entonces es tan sencillo como ir directamente al subtitulo de tu preferencia.

El cuerpo del ectomorfo es generalmente delgado, siendo esta su cualidad visual predominante. Tienen cadera y hombros estrechos, y una cantidad mínima de grasa corporal. Todo esto producto de una genética que no tiene preferencias por acumular grasa ni musculo. Da igual cuanto coman, difícilmente podrán ganar algo de peso. Forman parte de ese grupo de personas que quieren con ansías subir de peso, casi con la misma intensidad que un endomorfo quisiera bajarlo. Pero no todo está perdido para los objetivos de nuestros amigos los ectomorfos. Existen rutinas y métodos para poder subir un poco la masa corporal y así tener ese cuerpo fuerte que ustedes tanto desean, aunque sea solo un poco.

En el caso de los ectomorfos lo mejor son los ejercicios de fuerza. El cardio y la caminata son importantes para todos los tipos de cuerpo, esto por cuestiones de salud, pero los ectomorfos deben dedicar menos tiempo a estas actividades y más tiempo a los ejercicios de potencia.

Muchas es estas actividades serán descritas a continuación:

- **Entrena con pesas:** con mancuernas pesadas haz repeticiones de 6 a 8 por serie, con un numero de 4 a 6 series por rutina diaria. Descansa de 2 a 3 minutos entre series para evitar desgaste muscular. También has descansos de 5 minutos entre cada tipo de ejercicio. Todo eso con el fin de aumentar lo más que se pueda el volumen muscular a través de la hipertrofia (aumento del volumen de las células). Respecto al peso, lo ideal es ir probando hasta encontrar el peso que te permita realizar de 6 a 8 repeticiones y no más, logrando sentir la presión necesaria en el musculo.

- **Entrena pocas partes del cuerpo:** intenta entrenar solo 2 o 3 partes del cuerpo a la hora de hacer tu rutina diaria de ejercicios. Esto ayuda a minimizar el gasto calórico, evitando la perdida de grasa en el proceso.

- **Descansa adecuadamente:** procura descansar bastante entre entrenamientos. Evita también entrenar grupos musculares que tengas lastimados y adoloridos. Todo esto con el fin de conservar el cuerpo. El estrés que puede causar una lesión al cuerpo puede terminar en un mayor consumo de calorías en un intento del cuerpo por repararlo. Además, los días de descanso para sanar una lesión seria podría tener como consecuencia adicional una perdida en el volumen del musculo por inactividad.

Como se puede observar, los ejercicios recomendados son de corto tiempo y mayor intensidad, esto eleva enormemente las posibilidades de aumentar el volumen muscular. También se puede combinar el ejercicio con una dieta alta en grasas y carbohidratos con el fin de aumentar las posibilidades de subir de peso, teniendo como opción el consumo de proteína natural, en polvo o tabletas. El consumo de estos es perfectamente seguro y ayuda a elevar los niveles de musculatura en un menor tiempo.

Lo mejor es evitar los entrenamientos largos de cardio. Mantenga sesiones de trote y caminata no mayores a 15 minutos al día. Salidas en bici con intensidad baja y paseos rápidos. Actividades relajantes de nuestra preferencia son importantes para evitar el estrés. Todo esto hay que tomarlo en cuenta para poder maximizar las posibilidades de aumentar el peso corporal.

Rutinas y consejos para mesomorfos.

Equilibrados en casi todo aspecto físico. Los mesomorfos son los atletas por excelencia. Con un metabolismo mixto y un cuerpo generalmente resistente, hombros anchos y músculos fuertes, estos suelen ser llamados "los chicos populares", esto debido a que la mayoría de los jugadores de futbol y deportes de fuerza son mesomorfos. Pero no todo es perfecto en el paraíso de estos potenciales atletas. Al tener un metabolismo mixto, pueden caer fácilmente en la obesidad. Todo esto en resultado de dejarse llevar por una mala alimentación y una rutina diaria inactiva sin ejercicios de ningún tipo. No les es difícil bajar de peso, pero también pueden subirlo en desmedida si se descuidan por un tiempo prolongado.

Para evitar esto y tener una mejor condición física, tenemos los siguientes métodos y ejercicios:

- **Entrenamiento variado:** mientras más tipos de entrenamientos apliques a tu rutina mejor. Un entrenamiento de cuerpo completo puede dar mejores resultados.

- **Entrenamiento con pesas:** con mancuernas pesadas has repeticiones de intensidad baja o moderada. Repeticiones de 8 a 12 por cada sesión, así como entrenamientos con el propio peso de nuestro cuerpo. La calistenia es uno de los mejores ejercicios de este tipo.

- **Añadir diversión a tu rutina:** en realidad esto va para todo el mundo, independientemente de su tipo de cuerpo o condición. Escogimos ponerlo aquí por mera preferencia o indiferencia. Escoge actividades físicas que te parezcan divertidas, que sirvan de ayuda para quemar calorías, ejercicios ideales para agregar a nuestra rutina. Un ejemplo de esto es el baile o los deportes por los que tengas alguna preferencia personal. También cuentan esos videojuegos de con sensor de movimiento en donde tienes que usar todo tu cuerpo para sumar puntos y ganar la partida.

Con gran libertad y variedad de ejercicios, los mesomorfos son capaces de moldear su cuerpo a casi cualquiera preferencia que ellos quieran. Siendo capaces de ser tanto gordos como delgados y gruesos (no tan delgados). Todo esto con la debida preparación y rutina claro. Sus entrenamientos de cardio pueden ser de solo 3 días a la semana con tiempos de 30 minutos por sesión. Salir a caminar y en bici también es buena idea.

Rutinas y consejos para endomorfos.

Siendo los "gorditos por excelencia" los endomorfos son los que más dificultades tienen a la hora de bajar de peso, pero lo bonito de la palabra difícil es que solo significa que algo puede ser complicado de conseguir, mas no imposible. Con una buena dieta y ejercicios acordes a su condición se pueden llegar a tener cuerpos sanos, firmes, fuertes, de buena condición y figura.

Indiferentemente de su sexualidad, la tendencia natural a acumular grasas, sobre todo en piernas y brazos, es algo que muchos endomorfos no desean. Pero, no podemos afirmar nuestros problemas simplemente poniendo excusas y tirándonos al sofá ¿verdad?, aun menos sabiendo que ese tipo de rutina solo empeora nuestro estado físico y mental. Muchos endomorfos puros pueden sentir que su cuerpo es irremediablemente gordo, y que no hay nada que se pueda hacer para mejorar nuestra condición, eso es abrumadoramente falso. Muchos endomorfos sanos y en forma gozan de cuerpos fuertes y atractivos a la vista. Todo esto producto de un buen cuidado y rutinas de vida más sanas. Siempre hay que estar agradecido con la vida por las cosas buenas que nos da. Un cuerpo grueso pero sano es un buen ejemplo de esto. Solo nos tomara un poco más de tiempo y dificultad que a un mesomorfo ponernos en forma. Si eso no te anima, entonces recuerda que siempre habrá un ectomorfo acomplejado que desea y trabaja sin éxito para tener un cuerpo grande y fuerte como un endomorfo, pero que eso quede entre nosotros…

Los ejercicios de los endomorfos son de tipo cardio en su mayoría, con más repeticiones y tiempo de caminada que los otros mesotipos. Controlados y estrictos, los ejercicios tienen que seguirse con más fidelidad, constancia y determinación.

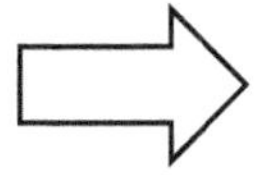

Los ejercicios recomendados para la pérdida de peso de un endomorfo son los siguientes:

- **Entrena todo el cuerpo:** haz entrenamientos con todo tu cuerpo y con diferentes tipos de ejercicios o máquinas de entrenamiento. También puedes establecer una rutina compuesta por ejercicios de calistenia para todo el cuerpo.

- **Evita el peso:** intenta no realizar entrenamientos con pesas y pocas repeticiones. Esto si lo que quieres es mantener tu volumen muscular sano, pero al minino de tamaño.

- **Superior e inferior se entrenan de forma distinta:** para la parte superior de tu cuerpo intenta hacer ejercicios de 8-12 repeticiones, de 3-5 series. Para la parte inferior haz ejercicios de 12-20 repeticiones. Todo esto para logar una mejor figura.

Los ejercicios para endomorfos son en su mayoría entrenamientos y rutinas de tipo gasto calórico, cuyo fin es gastar la mayor cantidad de energía con la mayor cantidad de movimientos posibles. Luego de alcanzar nuestra meta inicial de peso, podemos centrarnos en aumentar la intensidad de los ejercicios en los músculos que queremos tonificar. Esta última parte se podría ver como la meta física predilecta a lograr. Haber alcanzado el peso ideal con una buena condición física es todo un logro para un mesomorfo. Un logro que no es imposible de lograr con la adecuada alimentación y una rutina de ejercicio que se ejerza diariamente. Con 5 días de ejercicio a la semana bastara.

Respecto a los ejercicios de cardio para endomorfos. Lo ideal son sesiones largas de trote y caminata. Paseos largos en bicicleta de hasta una hora son una gran ayuda. El tiempo recomendable para principiantes es de 30 minutos por sesión. Un número que se puede incrementar conforme se vaya ganando una mejor condición física, todo esto producto de la propia rutina. Algunos entusiastas llegan a trotar hasta 2 horas con intervalos de descanso de 3 minutos cada 30 minutos, esto claro solo para los más experimentados. El cardio debe ser de bajo impacto, ejercicios tales como: natación, ciclismo, senderismo, caminatas y elíptica. Esto con el fin de minimizar el riesgo de lesión las primeras semanas. Si no has hecho una buena rutina de ejercicio antes lo mejor es tomarlo con calma y no sobre explotar el cuerpo hasta que se haya fortalecido lo suficiente.

Efectos de los ejercicios de potencia sobre la pérdida de peso.

Nuestro libro trata de cómo perder peso, pero en casos como el ejercicio y la actividad física el objetivo no puede ser tan simple como perder peso y ya. Esto debido a que en el proceso de quemar grasa y perder el peso extra que tenga nuestro cuerpo, también se está ganando masa muscular que aumenta otro tipo de peso en el mismo. Hay que aclarar que esto es bueno. Sabemos que a muchos lectores les puede preocupar la idea de ganar peso de algún tipo cuando ellos quieren precisamente bajarlo. Para que puedan entender esto mejor, pondremos el siguiente ejemplo de cómo se puede ganar peso muscular, y como esto es lo mejor que nos puede pasar.

Ganancia de grasa sin ganancia muscular.

Una persona promedio puede pesar unos 65 kilos estando en buena forma y con un índice de grasa sano. Eso quiere decir que tiene un índice de grasa del 18% aproximadamente. Con un índice de grasa de este nivel se está dentro de lo sano y normal. Algunos atletas profesionales pueden tener un índice un poco menor, pero esto es solo una cuestión para profesionales, entusiastas del deporte y las diciplinas físicas. Ahora, supongamos que un chico con este índice de grasa come de sobremanera durante una semana, este índice de grasa aumentara un 40% de la grasa total del cuerpo, estaría ahora en un porcentaje de grasa del 25.2%, con este aumento de grasa el estaría pesando unos 70kl aproximadamente, subiendo un total de casi 5 kl en solo una semana. En este caso hubo un aumento de peso, peso su fuerza física es la misma, y lo más probable es que su resistencia física también decayera. Esto pasa porque solo aumento su índice de grasa, pero no de musculo. Subir el índice de grasa más allá de lo recomendado siempre repercutirá sobre nuestra condición física de una u otra forma. Aclarado esto, pongamos otro ejemplo.

Ganancia de musculo sin pérdida de grasa.

Ese mismo chico imaginario ahora con sus 65 kilos saludables. Ya dijimos que su índice de grasa es del 18%, algo que equivale a unos 11 kilos de grasa que forman parte de su cuerpo, pero dejaremos eso de lado centrándonos ahora en su índice de masa muscular.

El índice de masa muscular suele estar sobre el 45% aproximadamente. Este índice es común en una persona sana y activa pero ajena al mundo del ejercicio y los deportes. En el caso hipotético que este chico se dedica a una rutina intensa de ejercicio durante un mes, y que durante ese mes logre un incremento muscular del 20%, mientras conservo ese mismo índice de grasa a causa de una alta ingesta de carbohidratos, entonces este chico habría ganado casi 3 kilos de puro musculo, o masa magra, por llamarla de otra forma. Esto lo ubica sobre los 68 kilos aprox. Se conserva el índice de grasa que se tenía en principio, pero en su lugar hubo un aumento su masa muscular y por consiguiente su fuerza y tamaño en general. También se traduce en una mejor figura y condición física, independientemente de si sea mujer o hombre. Los efectos beneficiosos son mejores si se toma una buena dieta a base de proteínas y carbohidratos con muy pocas grasas en la ingesta. Teniendo así una mejor conservación del peso, o incluso bajándolo si se es una persona con un índice de grasa alto. Recordemos que en nuestro ejemplo de puso el caso de un chico sin sobrepeso, pero de tener un índice de grasa elevado el cuerpo quemará la grasa en exceso que se tenga y mantendrá los niveles de grasa y masa magra equilibrados.

Respecto a la perdida de grasa sin ganancia de peso, es muy fácil de explicar. En esos casos simplemente de pierde peso, sin mucha información adicional. Se pierde grasa corporal pero no existe un aumento significativo en la fuerza física. Se podrá ganar algo más de condición a la hora de trotar, pero nada más. Por eso decidimos no dedicar un subtítulo entero para esta información, ya que era realmente corta.

Es a través de esta explicación como pretendemos explicar los efectos de la ganancia de peso durante las rutinas de ejercicios de potencia y cardio. Todo esto con la finalidad de despreocupar a nuestros lectores por si ganan un poco de eso haciendo sus ejercicios, o simplemente no bajando tanto, puede ser simplemente útil y sana fibra muscular, así que no se preocupen.

Capítulo 9: alimentos procesados y sus efectos sobre nuestra salud.

Productos nacidos de las grandes industrias capitalistas, ese es un término políticamente correcto para los alimentos procesados. Alimentos que, si bien han ido evolucionando con el paso de los años, en los tiempos que corren aún tienen mucho por mejorar en la parte nutricional. Mediante avanza la tecnología humana, los procesos son cada vez más sofisticados y prácticos, por no decir rápidos. En la actualidad, casi cualquier país del mundo cuenta con fabricas que se encargar de producir diferentes tipos de alimentos de esta categoría. Desde los más simples, como pan integral o frijoles en lata, hasta los más complejos, como frituras, golosinas, hamburguesas instantáneas y otras comidas de consumo inmediato.

Gracias a ellos fue posible ganar la primera y segunda guerra mundial. Llevando alimentos enlatados y bien conservados para ser consumidos en los campos de batalla. La verdad es, que le debemos mucho más a estos alimentos de lo que en realidad creemos. Sin embargo, otra verdad, es que en la actualidad su consumo excesivo puede recaer en problemas graves de salud y obesidad, además de diabetes y otros problemas de salud graves. Esto principalmente debido a los productos procesados altos en azucares y aditivos artificiales.

Clasificación y descripción.

Antes que nada, para quienes no lo sepan, los alimentos procesados son aquellos que pasan por una serie de procesos industriales qué facilita el aumento de la producción y la rentabilidad de los mismos, soportando cambios que alteran la composición química de los productos alimenticios, facilitando su conservación a largo plazo y velocidad de producción.

Existen diferentes tipos de alimentos procesados, y se pueden dividir en 5 categorías, cada una separada según la cantidad de procedimientos que fueron llevados a cabo para su realización. Lleno de la categoría de los menos procesados y sanos a los más procesados y no tan sanos, estas son las principales categorías de estos productos:

- **alimentos mínimamente procesados:** son alimentos preparados o empacados para facilitar su consumo. Un ejemplo de estos son las frutas secas sin cascarón, como las nueces, almendras o las avellanas. Otro ejemplo también son las verduras y hortalizas listas para preparar y consumir, como la lechuga lavada y cortada en bolsa, sin ingredientes añadidos de ningún tipo.

- **alimentos sometidos a algún tipo de tratamiento:** son aquellos alimentos que se han visto afectados por algún proceso en específico. En esta categoría se encuentran los alimentos congelados o cocidos, cómo latas en conserva o las verduras congeladas.

- **alimentos con ingredientes añadidos:** Estos son los alimentos que incorporan ciertos añadidos que alteren o mejoren sus propiedades con la finalidad de potenciar su sabor y apariencia. Un ejemplo de estos añadidos son los edulcorantes, colorantes y los conservantes. Elementos como estos se pueden encontrar en las salsas preparadas.

- **alimentos muy procesados:** son los alimentos hechos para consumo inmediato que tienen que estar sometidos a un alto nivel de procesamiento. En esta categoría se encuentran las galletas, los dulces, las patatas fritas de bolsa, los cereales, los embutidos, etcétera.

- **alimentos altamente procesados:** estos alimentos son aquellos listos para introducir en el microondas. Cómo es el caso de las pizzas congeladas, carnes y otros platos de consumo rápido y fácil preparación (literalmente solo presionar un botón o abrir un empaque).

Como podrás haber visto, no todos los alimentos procesados son malos para la salud, sólo partir de la categoría de alimentos muy procesados se les puede considerar como comida chatarra, no apto para el consumo diario o continuo. De hecho, los alimentos procesados nos permiten tener ciertas facilidades a la hora de conseguir alimentos frescos de forma práctica. Estos nos permiten conseguir alimentos exclusivos de algunas temporadas durante todo el año. Sin este proceso muchos alimentos qué conseguimos en el supermercado o las tiendas no los tendríamos a la mano al momento de quererlos durante cualquier época del año. Un ejemplo de esto seria las frutas como las cerezas o las fresas, estas no estarían disponibles todo el año, por dar solo dos ejemplos. De todas formas, es importante resaltar cuáles alimentos procesados son saludables y cuáles no tanto, para eso en ACQM dedicamos toda una sección a eso.

Alimentos procesados recomendados.

El porcentaje máximo recomendable de alimentos muy procesados en nuestra vida diaria es del 15 al 20%, si es posible un 10% estaría bien. Los mejor es conseguir alimentos con la menor cantidad de aditivos químicos posible. Lo más importante a tener en cuenta con los alimentos procesados es el balance entre estos alimentos y los alimentos frescos, que como se mencionó antes, es del 15 al 20% en contra de los alimentos muy procesados.

En esta sección le mostraremos una lista con los principales alimentos procesados saludables de comer:

- panes integrales 100% de grano entero. El pan blanco no tiene nada de malo, incluso tiene un poco menos de grasa y calorías que el integral. Pero, el pan integral contiene más fibra, cosa que nos brinda más saciedad, calmando el apetito y ayudándonos a comer menos.

- Legumbres envasadas. evita las ya preparadas con salsas y aditivos y consume solo las cocidas para una dieta más sana.

- Pastas integrales o de harina de legumbre. Evita las refinadas o los platos de pasta preparados.

- Frutas y verduras envasadas, congeladas o cortadas. La mayoría de las veces estas no sufren cambios químicos cuando son envasadas, así que son bastantes seguras.
- Pescados envasados, congelados o cortados.
- Carne picada o congelada. Hay que tener mucho cuidado de que no tenga aditivos. Leer bien el empaque del producto para verificar.
- Frutos secos y semillas peladas, crudas o tostadas.
- Leche, preferiblemente la pasteurizada. Aunque todos los tipos de leches con buenas en realidad. Solo hay que evitar las que son altas en azucares.
- Yogur natural.
- Aceite de oliva extra virgen.
- Queso fresco o madurado. Evita el queso fundido amarrillo a toda costa, esa cosa legalmente ni siquiera puede ser llamado queso. Hablo en serio.
- Chocolate alto en cacao. La clave está en el porcentaje de cacao que tenga, un 85% o más preferiblemente. Mientras más cacao tiene una barra de chocolate menos azúcar tendrá.

Estos son algunos de los alimentos más comunes que podemos encontrar. Alimentos procesados sanos que incluso pueden mejorar nuestra salud y peso con el adecuado consumo. Así también, le mostramos una lista con los alimentos procesados que se deben comer en menor cantidad para llevar una vida más sana y así evitar el sobrepeso.

Alimentos procesados que debemos evitar.

Estos alimentos pasan por procesos complejos con el fin de poder producirlos en masa y a un menor costo, resultando en alimentos poco saludables. No solo eso, sino que también muchos de ellos no están regulados en sus niveles de azúcares y grasas para una dieta sana de unas 2500 calorías diarias. Esto causa un desequilibrio en la ingesta de calorías y nutrientes en nuestro organismo, causando obesidad severa y problemas serios de salud cuando se consumen de forma desmedida.

La realidad es que esta lista sería muy similar a la de los productos con alto contenido de grasas saturadas y trans, así que intentaremos incluir alimentos altamente procesados y dañinos que no hagamos puesto ya antes, así podremos expandir aún más nuestra base de información. La lista está compuesta por los siguientes elementos:

- **Carnes procesadas:** carnes como el jamón, las salchichas o el tocino no son del todo saludables. Este tipo de carnes son altamente procesadas y pueden contener muchos aditivos y grasas saturadas.

- **Cola azucarada:** el refresco es malo para la salud, y eso no es novedad. Una sola lata de refresco tiene el equivalente a 10 cucharadas de azúcar y colorantes de caramelo. Asociados muy a su vez con la mayoría de los casos de obesidad. El refresco de dieta no es la excepción. Tienen solo un porcentaje menor de azúcar, cosa que no hace la gran diferencia en realidad. Además, tienen muchos edulcorantes que no son buenos para la salud.

- **Chocolate blanco:** este en gran medida no es chocolate, contiene leche, azúcar y manteca de cacao, más grasas y glúcidos que el chocolate oscuro, cosa que es perjudicial para la salud.

- **Papas fritas:** las más procesadas están pre-fritas para luego ser cocinadas. Además, contienen grandes cantidades de calorías, y tienen un elevado nivel de sal y conservantes. Todos estos factores lo convierten en uno de los alimentos procesados que más causan sobrepeso, todo debido a su facilidad de consumo y sabor adictivo.

- **Cereales azucarados:** cereales con alto contenido en azúcar, miel y aditivos químicos. Estos favorecen la diabetes y el sobrepeso en gran parte de la población sin saberlo. Esto debido a su gran aporte calórico, pero casi nulo aporte nutricional.

- **Barras energéticas:** si pensabas que consumiendo esto bajarías de peso entonces es probable que bien sea la razón de seguir con esos kilos de más. Al contrario de lo que muchos creen, estas no son tan saludables como parecen. Contienen altas cantidades de azucares, miel, conservantes, grasas trans e incluso sodio. Pueden provocar, además de la obesidad, problemas de hipertensión y cardiovasculares. Todo debido a un consumo excesivo de estos alimentos, quizás por la idea mal infundada sobre su ayuda a la hora de bajar de peso.

Muchos de estos alimentos no son actos ni necesarios para el consumo diario. Evitarlos lo más que se pueda es lo recomendable a la hora de empezar una dieta. Incluso una vez que se logra la meta del peso deseado, lo mejor es mantener el consumo de estos alimentos al mínimo. Los más peligrosos para nuestra salud son los que tiene un mayor índice de azucares y aditivos. Estos vendrían siendo los dulces y las colas azucaradas. Evitar el consumo de estos alimentos no solo es importante para cuidar nuestro peso, sino también nuestra salud a largo plazo.

Capítulo 10: el control de la sal y sus posibles efectos.

La sal es fácilmente uno de los elementos más importantes de nuestro cuerpo, compitiendo contra el carbono y el hierro. Conocido también como cloruro sódico, es un ingrediente habitual entre nuestras comidas, y un elemento muy consumido en diferentes industrias con diversos y útiles propósitos.

Es importante consumir sal para proporcionarles yodo al cuerpo, pero su consumo excesivo también puede contraer problemas de salud. Estos problemas pueden ir de cosas simples, como aumento de peso por retención de líquido en exceso, así como también problemas graves cuando se consume demasía, como problemas cardiacos y de hipertensión. El consumo debe de mantenerse al mínimo, pero sin dejar de consumirlo totalmente.

Los beneficios de una moneda devaluada.

La sal cumple funciones vitales en nuestro cuerpo, llegando incluso a ser muy necesaria si se quiere llevar una vida sana. El problema es que también es un perfecto ejemplo de cómo las cosas en exceso son malas, y la sal es una de esas cosas que casi todo el mundo consume en exceso sin saberlo. Es por esto que es muy importante llevar un adecuado equilibrio sobre su consumo.

Algunos de los beneficios que tiene un adecuado consumo de la sal en nuestro cuerpo son los siguientes:

- Controla la cantidad de agua en nuestro cuerpo, manteniendo el PH de la sangre.

- Regula los fluidos del cuerpo.

- Ayuda a transmitir los impulsos nerviosos y mantener la relajación muscular.

- Ayuda a fortalecer el sistema inmune.

Beneficios simples pero indispensables como podemos ver. Solo el hecho de regular la cantidad de agua ya llama mucho la atención, siendo el agua el líquido base de nuestro cuerpo, ocupando un 60% del peso total del mismo.

Dosis recomendada.

El consumo de sodio recomendado para un adulto promedio es de unos 5 gramos al día aproximadamente (lo equivalente a una cucharadita de té). Esta medida puede varían en función de la edad y el sexo de la persona, pero 5 gramos es lo recomendable en general, teniendo los niños un consumo recomendado de 3 a 4 gramos. Las diferencias son mínimas. Nunca se recomienda consumir más de 5 gramos, indiferentemente de si es un niño, un adulto o una mujer. Se sabe que 9 de cada 10 estadounidenses tienen un consumo alto de sal, llegando hasta más de los 10 gramos diarios. En parrillas o comidas con quesos como acompañantes es común consumir altas cantidades de sal. Es importante saber que alimentos tienen un nivel de sal medio o alto. Para eso tenemos una lista que muestra dichos insumos:

- **Lácteos:** leche en polvo, quesos, incluido el queso fresco.

- **Carnes:** carnes ahumadas, carnes curadas, jamón serrano, jamón york, fiambres, incluidos los no grasos.
- **Pescado:** pescados ahumados y en conserva.
- **Cereales y felucas:** pan excepto el sin sal. Sopas de sobre.
- **Verduras y hortalizas:** verduras y zumos envasados.
- **Frutas y frutos secos:** aceitunas, frutos salados.
- **Aceites y grasas:** como la manteca o la margarina.
- **Condimentos:** cubitos de caldo, mostaza, mayonesa comercial, incluida la de bajas calorías.

Consumir estos alimentos no te causaran problemas por exceso de sal, pero agregar más sal de la debida sí. En casos como la carne, por ejemplo, lo mejor es agregar una cantidad muy pero muy pequeña de sal.

Tampoco es recomendable dejar de consumirla en su casi totalidad. Se han registrado casos de personas que en si desconocimiento del tema dejan de consumir sal o comidas que sean saldas, esto solo por escuchar que era mala. Luego, cuando el cuerpo les exige el consumo por cuestiones de salud, se ven afectados con un incremento considerable en las reservas de líquidos. Aumentando el volumen de agua en cuestión de un par de días. Eso a causa de un desequilibrio en los niveles por la privación de la sal en el sistema. Todo por no tener un consumo equilibrado. En el equilibrio está la clave de todo en esta vida.

Capítulo extra: una reflexión personal.

Algunas preguntas frecuentes que nos podemos hacer serian: ¿Para qué bajar de peso? ¿Realmente mi vida será mejor? ¿Seré más feliz? ¿Me sentiré mejor conmigo mismo? ¿Las personas me van a querer más? ¿Realmente mi estilo de vida es tan malo? Todas estas preguntas y pensamientos pasaron por mi cabeza muchas veces cuando yo tenía 15 años. Tener el cuerpo de una persona en forma y saludable era algo que solo pasaba en mi imaginación. Algo similar a una fantasía infantil o adulta que sabes o crees que no pasara nunca. La verdad es, que llega el día que toca armarnos de valor y decir "estoy cansado de vivir así, yo quiero poder correr sin ahogarme, poder levantarme de la cama sin sentir que tengo discos de pesas en los hombros, quiero ser alguien con una buena salud y una rutina de vida más sana, por mí, por un futuro sin ser propenso a enfermedades por culpa de mis malos hábitos alimenticios. Pero, sobre todo… quiero poder sentir que tengo el control de mi propia vida" un niño tímido e inseguro, como lo seria cualquier niño de esa edad, quería todo eso y más.

Tener el control de mi vida… muchas veces sentía que no lo tenía. Si yo sabía que un dulce o alguna comida poco saludable me hacía daño y aun así me lo comía, entonces no podía decir que tenía el control de mi vida.

El sentimiento de culpa de saber eso me hacía sentir mal, muy mal, pero no podemos vivir lamentándolos por nuestros malos hábitos toda la vida. "Si tenemos tiempo para lamentarnos por nosotros mismos entonces tenemos tiempo para hacer algo bueno por nosotros mismos". Una interpretación de una pequeña frase de un personaje de una gran serie que me sirvió mucho para inspirarme en los años venideros. Esa frase tenía razón, de tener tiempo para lamentarnos por comer de más y estar en mala condición física entonces teníamos tiempo para salir a caminar un rato al parque. Como dijimos antes, solo hace falta un pequeño cambio de rutina para cambiar nuestras vidas. Salir a caminar es un cambio muy pequeño, pero luego de un tiempo te darás cuenta que las ganas de trotar o correr serán cada vez más grandes. De esta forma los pequeños cambios traerán grandes cambios, y los grandes cambios traerán a su vez grandes beneficios.

Sea cual sea la razón por la cual quieres mejorar tu estilo de vida y bajar de peso no importa, todas las razones son válidas. Algo que si marca la diferencia son los métodos. En petición de este joven e inexperto autor, escoge lo sano y seguro siempre por encima de lo rápido y dudoso. En **ACQM** estamos para aconsejar a nuestros lectores en todo lo que podamos en la materia de la nutrición y el ejercicio, preocupándonos por su bienestar y salud.

Puedes mejorar tu vida, que nadie te diga lo contrario. El camino a una mejor vida viene en forma de escalera, y juntos podremos subir de escalón en escalón hasta lograr nuestras metas. Les deseamos un feliz día. Gracias por comprar nuestro libro. Les agradece cordialmente **ACQM Editorial.**

¡Gracias por leer mi primer libro!

Espero que lo hayas disfrutado. Por favor comenta en la sección de comentarios de Amazon sobre él y déjanos tu opinión. Tu opinión nos importa mucho, ella nos ayuda a crear mejor contenido. Si te gusto puntúanos con 5 estrellas, eso nos ayudaría mucho a crecer y seguir creando más contenido.

Gracias padre.